一生自分の足で歩こう！

歩活《ほかつ》のススメ

金村 卓 著

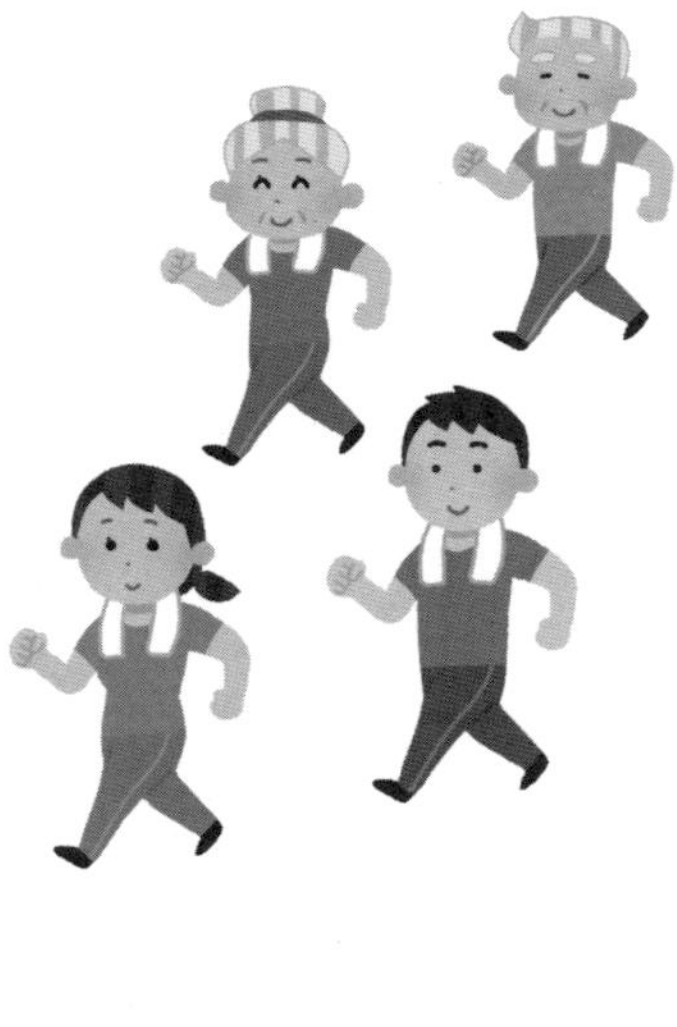

MP
Metropolitan Press

はじめに

私は日々整形外科医療に携わることで、いくつになっても自分の足で歩くことがどれほど大切であるかをつくづく感じています。

私たちは健康で元気なときには、歩けることはごく当たり前のことと思っています。しかし、骨折などで歩けなくなると、そのありがたさに気づき、歩けることに感謝します。

私は、ひとりでも多くの人が、一生自分の足で歩くことができるならどんなに素晴らしいことかと思います。それによって、高齢者が多くなってきている世の中で、介護が必要となる人が減るのではないかと思うからです。

私は日常、腰痛や関節痛、骨折で動けない方をおもに診療しています。

残念なことですが、年をとると骨がもろくなっていきます。そのため、軽度な転倒によっても骨折を起こす高齢者が多いのです。

もし骨が丈夫なら骨折を起こしていないかもしれません。さらに、骨折を起こさないような日々の生活ができていればよかったかもしれません。

私は今回、自分の足で一生歩くために必要な知識や、骨粗しょう症予防などについて日常生活で大事なことを、専門家の立場からお話させていただければと思います。

どうぞ興味のある部分からお読みください。

一生自分の足で歩こう！ 歩活《ほかつ》のススメ　目次

第2章 寝たきりを引き起こすロコモティブシンドローム

第3章 転ばぬ先の骨づくり

第4章

歩活のススメ　一生自分の足で歩く

カバー・本文デザイン：島崎幸枝

第1章

転倒、骨折で一生歩けなくなる⁉

歩くとは

歩行に必要な体の動きを知ろう

一生自分の足で歩くために、まずは歩くということを今一度考えてみたいと思います。私たち人間は直立二足歩行です。立った状態で2本の足を交互に前へ出すことによって、前へ進みます。

具体的にいうと、右足を前に出して、右足が地面を踏んだ状態になるとき、左足は空中にあり、その後、左足を前に出して地面をしっかり踏んだ状態になったとき、右足は空中に浮きます。そしてまた右足が前に出て地面をとらえたときに、左足は空中に浮きます。この繰り返しでからだは左右の足が出た方向に進みます。

この片方の足が地面についた状態からまた同じ足が地面につくまでの時間を歩行周期と呼びます。

足が地面についた状態を詳しく見ていくと、まずは足の踵《かかと》がついて、その後に足裏全体が地面について、次に踵が離れてつま先だけの状態となります。その後、つま先も地面から離れます。最初に踵が地面につき、最後につま先が地面から離れる直前までの状態を立脚相《りっきゃくそう》といい、歩行周期全体の60％にあたります。そして、つま先が地面から離れて、踵がつくまでの状態を遊脚相《ゆうきゃくそう》といい、歩行周期全体の40％にあたります。

つまり私たちが歩いているときは、60％の立脚相のときに地面を蹴って、からだを前へ運んでいるのです。

歩いているときにおもに使用する筋肉としては、太ももの前面にある大腿四頭筋《だいたいしとうきん》と太ももの後ろにあるハムストリング、膝下の足の前方にある前脛骨筋《ぜんけいこつきん》、後ろにある下腿三頭筋《かたいさんとうきん》となります。

歩行中に消費するエネルギーは歩行速度と関係があり、最小エネルギーでの歩行速度は毎分80ｍ（時速４・８㎞）で、これは普通に歩く程度のスピードです。ウォーキングのようにやや速い歩行は毎分１００ｍ（時速６㎞）で、普通の歩行にくらべ消費エネルギーが急激に上がるといわれています。

歩くためには、からだ全体の関節運動も必要です。

まずは歩行に必要な下半身の関節の働きについてご説明しましょう。

骨盤

骨盤《こつばん》は、左右の寛骨からなる輪状の構造をしていて、靭帯《じんたい》によって強固なリング構造を維持しています。

歩行中、骨盤は前へ倒れたり（前傾）、後ろに倒れたり（後傾）を交互に繰り返し、さらに少し回旋《かいせん》しながら動いています。そして片方の足が地面に接しているとき、空中に浮いている足側の骨盤は下方に下がっています。

その下がり具合を制御しているのが、中殿筋《ちゅうでんきん》という筋肉です。この筋肉は骨盤の側面、大殿筋《だいでんきん》の上部にあり、骨盤を安定させる役割のほかに、太ももを外側に回したり、足を前後に蹴りだす際にも働きます。

股関節

次に股関節《こかんせつ》です。

股関節は、大腿骨《だいたいこつ》の上端にある骨頭《こっとう》と呼ばれる球状の部分が、骨盤の寛骨臼《かんこつきゅう》と呼ばれるソケットにはまり込んだ状態になっています。

正常な股関節では、寛骨臼が骨頭の約4／5を包み込んで、関節を安定させています。股関節が安定し、さらに周辺の筋肉と協調することで、足を前後左右に自在に動かすことができます。

正常の歩行においては、股関節を曲げる（屈曲《くっきょく》）角度が約30度で、股関節を伸ばす（伸《しん》展《てん》）角度が約10度必要といわれています。もっと歩行速度を上げるためには、さらに股関節の動く角度が大きくなります。

膝関節

膝関節は、大腿骨と脛骨《けいこつ》、そして膝の皿と呼ばれる膝蓋骨《しつがいこつ》によって形成されています。大腿骨と脛骨、それぞれの形状のせいで、この二つの骨のつながりは非常に不安定になっているため、大腿骨と脛骨をつなぐ、おもに四つの靭帯と半月板が、膝関節を安定させるために重要な役割を果たしています。

歩行の際の膝の屈曲角度は約60度必要といわれています。

膝を完全に伸ばした場合の角度は0度ですが、歩行の際に踵が地面につくとき、膝に衝撃が大きく加わらないために膝関節は約10度から15度屈曲しています。

足関節

膝関節の下にある足首の関節、足関節は、距骨《きょこつ》と呼ばれる骨と、腓骨《ひこつ》と脛骨が靭帯でつながることで構成されています。

歩行の際に必要な足関節の曲げ伸ばし角度は、足裏を下げる角度が約20度、足裏を上げる角度が約10度必要といわれています。足関節が曲がりにくいと、歩幅が狭くなります。

足部の関節

最後に足部の関節です。歩行の際、踵は踵骨《しょうこつ》という骨で支え、足部の前の関節（第一ＭＴＰ関節）が約45度曲がり、前に蹴り出します。蹴り出し時に足の前では親指（拇趾《ぼし》）と人さし指（第二趾）に力がかかります。

これらの骨盤の動き、股関節、膝関節、足関節、足部の関節は連動しています。普段何気なく歩くことだけでも、人間のからだの関節、筋肉は連動し、制御され動いているのです。とても面白いですよね、人間のからだは。

下半身の動きは理解できたかと思いますが、それでは上半身は動いていないのでしょうか。実は、上半身も下半身と連動しているのです。

上半身は下半身とは逆方向の回転運動（回旋運動）をしています。腕の動きの役割は、体幹のバランスを保つことです。肩甲骨は骨盤の動きとは反対方向に動きます。

肩関節の曲げ伸ばしは、股関節の曲げ伸ばしと逆になります。股関節が曲がっていると き、肩関節は伸びていて、股関節が伸びているとき、肩関節は曲がっているわけです。以 上のように上半身の動きは、下半身により制御されていると考えられます。

からだが正常な状態では、このように全身の関節がうまく連動して歩行しています。

しかし、高齢になると、この正常な連動や制御機能が衰えて、歩行に支障が出てきてしまうのです。

高齢者の歩行について考えてみると、特徴として、歩幅が狭い、歩数が少ない、歩行速度が遅いことがあげられます。歩幅が狭くなるのは、足関節の曲げ伸ばしが悪くなることがおもな原因です。また、歩行速度の低下は50代から出てきて、60代から明らかになるといわれています。

このように、高齢者においては正常な歩行がだんだん困難となり、転倒につながっていく危険性があるのです。

骨折によって歩けなくなる!

高齢者にとって骨折は命取りになりかねない

自分はちょっと転んだ程度では骨折なんかしないと思っていませんか?

確かに若いうちは大丈夫だったでしょう。しかし、年をとるとそうではなさそうです。普通に立っているくらいの高さや、歩く程度のスピードでの転倒で、簡単に骨折を起こす高齢者が多いのです。

みなさんもご存知のとおり、全人口における高齢者の割合は年々増えてきています。２０１６年度の総務省の調べでは、65歳以上の方は３４６１万人。総人口に占める割合は27・3%と過去最高を記録しました。これは4人にひとり以上が65歳以上ということです。今後もこの割合が高くなることは間違いないでしょう。

つまり、今後転倒から骨折を起こす人が増える危険性があるということなのです。

日本では、平成12年4月から介護保険制度が施行されました。介護保険制度の認定には、要支援1〜2と、要介護1〜5の計7段階があり、段階によって介護の程度が違っています。要介護5がもっとも介護の程度が重くなっています。

もし介護を必要とするようになったとき、家族に看てくれる人がいればありがたいことですが、そうでない方もいらっしゃいます。そのような方を社会全体として支える仕組みとして創設されたのです。寝たきりになっても、残された能力を活かして、いきいきと自立した生活が送れるように、社会で支えようという取り組みです。

この仕組みそのものは非常に有意義なものではありますが、高齢者増加によって介護制度にかかる地方自治体の財政負担が増えたことで、年々介護認定の基準が厳しくなってきているという話もあります。また、高齢者のなかにも、他人の手をわずらわせたくないと感じている人もいらっしゃいます。

しかし、骨折や転倒などにより、介護保険制度が必要となる方は多いのです。

介護保険が必要となった原因を見てみると、骨折・転倒による原因が全体の10・2%で、関節が痛くて動きが悪くなる関節疾患の10・9%を含めると、からだを動かす運動器疾患関連が全体の21・1%になります。これは脳血管疾患の21・5%、認知症の15・3%とともに、介護保険が必要となる重要な原因の一つとなっています。

高齢者にとって骨折は非常に危険です。

骨折の部位によっては手術が必要となる場合があります。手術が必要でなくても痛みが残ることがあり、日常生活で、今までできていたことができなくなることもあります。その度合によっては他者の手助け（介助や介護など）が必要となるケースもあります。

手術のあるなしに関わらず、骨折を起こすと、からだを動かすと痛むので動かさなくなります。すると足腰の筋力が落ち、やがて関節が固まってしまいます。そうなってしまうと、ようやく痛みがやわらぎ、いざからだを動かそうとしても、関節がかたくて動かしにくくなってしまうのです。からだを動かしにくいから動かさないようになり、さらに筋力が衰え、関節がかたくなり……その繰り返しによって、寝たきりへの負のスパイラルに陥ってしまう危険性があるのです。

また精神的にもつらくなります。

今までは元気に活動していた方でも、からだが思うように動かなくなると、楽しんでいた趣味などもできなくなり、家に引きこもりがちになり、生活の楽しみが少なくなります。そうなると、精神的にも明るさを失ってしまいます。

この逆もあります。からだが健康でも、精神的にまいっていると、からだを動かすことがおっくうになり、やがて本当にからだが動かなくなってしまう場合もあります。

自分で自分のからだを動かせなくなってしまうと、たとえば服を着たり、トイレに行ったり、お風呂に入ったり、食事をしたりといった日常生活のさまざまな場面で、他者の助けが必要になります。

このように、高齢者にとって転倒による骨折は、寝たきりにつながりかねない危険性があるのです。だからこそ、骨折・転倒によって介護が必要とならないためにも、今からの対策が必要なのではないでしょうか。

介護予防には、動く、歩くという運動器による移動機能の維持、向上が特に重要と考えられます。

高齢者の機能低下には特徴があるようで、下肢の移動機能の低下、つまり自分の足で歩けなくなることが要介護状態になるきっかけとなっているようです。

逆をいえば、自分の足で歩くことが、介護を受けずに人生を生きることにつながると考えられます。転倒・骨折となる前に、今から自分の足で歩けるからだづくりを始めることが大事なのです。

それには正しい知識と骨折を起こさないからだづくりと、正しいからだの動かし方の継続が必要です。

日々の生活で毎日の継続は大変かもしれませんが、人生をいきいきと生きるためにも、これからの高齢化社会を生きる我々にとっては必要なことだと思うのです。

平均寿命に健康寿命を近づける努力を

厚生労働省の調べによると、２０１５年時点で日本人の平均寿命は男性が80・75歳、女性が86・99歳となりました。果たして、その年齢までどれくらいの方が自分の足で歩くことができているのでしょうか。

健康寿命という言葉を聞いたことがある方も多いかと思います。健康寿命とは「健康面で支障がなく、日常生活を送れる期間」のことをいいます。

残念ながら平均寿命と健康寿命はイコールではありません。その差は、男性で約9年、女性では約13年あるといわれています。つまり男性は約9年間、女性は約13年間も、からだになんらかの支障を持ち、介護等を必要とする可能性があるということです。

このように10年前後も不自由な生活をすることにならないよう、健康寿命を少しでも平均寿命に近づけるよう、今からできることを始めることが大事なのです。

高齢者の骨折は自宅での転倒による場合が多い

骨折の経験がない方も多いと思いますが、足の骨折をすると歩けなくなります。また背骨の骨折では、動くと痛みがあるため、からだを動かせなくなります。

高齢者に起こりやすい骨折として、太もものつけ根の骨折と背骨の骨折、そして手の関節の骨折があります。普通に立っている位置からつまずいたりして、手をついたり、腰をぶつけたりすることで、簡単に骨折してしまうのです。若い人のように骨が丈夫なら骨折しませんが、骨がもろくなる骨粗しょう症の状態になると、些細な転倒であっても骨折を起こす危険性があります。

では、どのような場所で転倒・骨折を起こしやすいのでしょう。

実は、慣れているはずの自宅のなかで転倒し、骨折する人が多いのです。

普通であれば慣れていない場所での骨折が多いと思いがちですが、そうではありません。それは自宅や屋内なら大丈夫という過信があるのでないかと考えられます。

高齢者にとって「慣れているから大丈夫」という思い込みは逆に危険なのです。「慣れているからこそ気をつけよう」と、自宅のなかでも注意して意識しながら生活をすることも大切なことだと思います。

骨折の治療法

では、骨折してしまった場合、どのような治療を行なうかについて簡単に説明していきましょう。

1 背骨の骨折（脊椎圧迫骨折《せきついあっぱくこっせつ》）

基本的に手術はせずに治療するケースがほとんどです。保存的治療といって、骨折した背骨の部位にコルセットという腰巻きを作成し、骨折をした部位を安定させて、骨折した部位がひどくならないようにする治療となります。

コルセットは骨ができるまでの2〜3カ月程度装着し、痛みに応じて可能な限り自分の力で日常生活を送っていただきます。ただ、腰に負担をかけないよう注意する必要があります。

症状としては、痛みで起き上がれない、座った状態から立ち上がれない、寝返りできないなどが多く見られます。

背骨の骨折の場合は、骨がくっついても痛みが長引く、または痛みが慢性化する場合があります。これは痛みに神経が関連していると考えられています。また、背骨は腰椎《ようつい》５個、胸椎《きょうつい》12個で構成されていて、ひとつが治癒しても他の部位が骨折する可能性があります。ですから、他の部位がまた骨折しないように予防する必要があります。

② 足のつけ根の骨折（大腿骨近位部骨折《だいたいこつきんいぶこっせつ》）

足のつけ根の骨折は手術をする場合がほとんどです。それは手術をしなければ骨がずれたままで歩くことができないためです。

また、骨がつくまでは痛みで動けないために、骨がつくまで待っていると足腰が弱くなってしまいます。そのため、いざ骨がついて動こうと思っても足腰が弱くなっているためにからだが動かなくなっているのです。

ですから、足のつけ根の骨折に対しては、基本的に手術をして、早く足を動かしてもらい、足腰を弱くさせないことが大切です。

③ 手首の骨折（橈《とう》骨《こつ》遠《えん》位《い》端《たん》骨折《こっせつ》）

次に手首の骨折ですが、これは転倒した際に、手をつくことで起こりやすい骨折です。若いときは手をついた程度で骨折することは少ないのですが、年をとり、骨が弱くなるとよく起こるのです。

手首の骨折の場合は、折れた骨と骨のずれが大きいと手術をする必要がでてきます、元の位置に骨を戻してあげないと、骨がずれたままくっついてしまうのです。

高齢者が軽い転倒などによって骨折を起こした場合は、骨粗しょう症と診断されることが多く、診断には骨密度検査を行ないます。

第2章

寝たきりを引き起こす
ロコモティブシンドローム

ロコモティブシンドロームの原因と予防策

以前はメタボリックシンドローム（通称メタボ）という言葉をよく耳にしましたが、最近ではロコモティブシンドロームという言葉をよく聞くようになったと思いませんか？

ロコモティブシンドローム（和名：運動器症候群。以下、ロコモ）とは、２００７年10月に日本整形外科学会によって発表された、運動器を長く使い続けるための新しい概念です。

運動器とは骨、関節、筋肉や神経のことで、からだを自由に動かすための部位の総称です。つまり足腰をできるだけ健康に維持し、高齢者だけでなく、より若いうちからの予防が必要ということで、その対策を社会全体で取り組むために提唱されました。

ロコモは、「運動器の障害によって移動機能が低下した状態」、つまり、なんらかの原因で足腰などに不具合が生じて歩くことが不自由になり、移動に時間がかかったり、または移動できなくなる状態のことです。進行すると支援、介護が必要となる危険があります。

ロコモティブシンドロームを自己判定する方法

ロコモの症状には、手足の関節の痛み、背中の痛み、関節運動の制限や筋力低下、バランス力の低下、歩くのが遅くなった、つまづきやすい、転びそうになるなどがあげられます。

大切なことは、若いときからロコモにならないための予防策を講じることであり、またもしロコモと診断されたとしても進行を食い止める努力をすることです。

そのためにはまず自分がロコモかどうかを知ることが大事となってきます。

自己判定①　ロコチェック

ロコモかどうかを自分で確認できるチェックを日本整形外科学会が作成しています。それが「ロコチェック（ロコモーションチェック）」です。

７項目のチェックのうちひとつでもあてはまる項目があるなら、ロコモの可能性があるといわれています。その場合は詳しい評価法で調べたりします。

ロコチェックは次の７項目です。自分にあてはまるものがないか確認してみましょう。

①　片脚立ちで靴下がはけない。

②　家のなかでつまずいたり、すべったりする。

③　階段を上るのに、手すりが必要である。

④　家のやや重い仕事（掃除機の使用、布団の上げ下ろしなど）が困難である。

⑤　2kg程度（1ℓの牛乳パック2個程度）の買い物をして持ち帰るのが困難である。

⑥　15分くらい続けて歩けない。

⑦　横断歩道を青信号で渡りきれない。

日本整形外科学会のインターネット調査によると、2012年の20歳代から70歳以上の男女8528人の回答では、7項目のうちひとつでも該当すると答えた人は約40％で、女性が男性より多いことがわかりました。

また項目別では①の「片脚立ちで靴下がはけない」と②の「つまずいたり、すべったり」が21％ともっとも多く、⑦の「横断歩道を渡りきれない」が2％と少ない結果でした。

65歳以上の方でロコチェック7項目のうち3個以上あてはまる人は、要介護のリスクが高くなるとされています。

自己判定②　ロコモ度テスト

また歩行速度や下肢筋力の簡易型の評価方法として、「ロコモ度テスト」というものもあります。これも日本整形外科学会が予防のために作成したものです。ロコモ度テストには、「2ステップテスト」と、「立ち上がりテスト」、「ロコモ25」の三つのテストがあります。内容を簡単にご説明しましょう。

２ステップテスト

これはスタートラインで両脚を揃えた状態から、できるだけ大股に2歩歩き、両脚を揃えます。そして2歩分の歩幅を測ります。それを2回行ない、距離が長かったほうを採用し、その2歩の幅を自分の身長で割ります（最大2歩幅cm ÷ 身長cm）。その値が2ステップ値となります。

実施するときは、転倒やけがなどをしないように準備運動を行ない、バランスを崩さないように注意し、介助できる人の前で行ないましょう。

立ち上がりテスト

立ち上がりテストでは、両脚または片脚で、イスに座った状態から何もつかまらずに立ち上がれるかを測定します。これによって足の筋力を簡易に測定することができます。

イスの高さは40㎝からスタートし、これができたらイスの高さを30㎝に、30㎝ができたら20㎝、20㎝ができたら10㎝と、徐々にイスを低くし、足にかかる力を大きくしていきます。立ち上がるときは、反動をつけずに行ない、3秒間その姿勢を保持します。片脚40㎝ができなかった場合は、両脚で40㎝から行なってください。

このテストも、立ち上がるときにけがなどをしないように注意が必要です。またテスト中に膝などに痛みが起きそうな場合は中止します。バランスを崩さない範囲で、介助者のもとで行なうことが大切です。

ロコモ25

これは25個の質問に答えて、ロコモ度を調べるもので、歩行能力、生活上の起居動作、身辺処理動作、家事動作、社会活動、痛みに関する質問とで構成されています。

すべての質問について、5段階の評価から最近1カ月の自分に該当するものをチェックします。あてはまらない場合を0点として、「少し」を1点、「中程度」を2点、「かなり」を3点、「もっとも悪い状態」を4点として合計点を出します。合計点は0点が障害なし、100点が最重症となります。

ロコモ25の質問内容は次のとおりです。

Q1　頚、肩、腕、手のどこかに痛み（しびれも含む）がありますか。

Q2　背中、腰、お尻のどこかに痛みがありますか。

Q3　下肢（足のつけ根、太もも、膝、ふくらはぎ、すね、足首、足）のどこかに痛み（しびれも含む）がありますか。

Q4　普段の生活でからだを動かすのはどの程度つらいと感じますか。

Q5　ベッドや寝床から起きたり、横になったりするのはどの程度困難ですか。

Q6　腰掛けから立ち上がるのはどの程度困難ですか？

Q7　家のなかを歩くのはどの程度困難ですか。

Q8　シャツを着たり、脱いだりするのはどの程度困難ですか。

Q9　ズボンやパンツを着たり、脱いだりするのはどの程度困難ですか。

Q10　トイレで用足しするのはどの程度困難ですか。

Q11　お風呂でからだを洗うのはどの程度困難ですか。

Q12　階段の上り下りはどの程度困難ですか。

Q13　急ぎ足で歩くのはどの程度困難ですか。

Q14 外に出かけるとき、身だしなみを整えるのはどの程度困難ですか。

Q15 休まずにどれくらい歩き続けることができますか。

Q16 隣・近所に外出するのはどの程度困難ですか。（0点：2〜3km以上、1点：1km程度、2点：300m程度、3点：100m程度、4点：10m程度）

Q17 2kg程度（1ℓの牛乳パック2個程度）の買い物をして持ち帰ることはどの程度困難ですか。

Q18 電車やバスを利用して外出するのはどの程度困難ですか。

Q19 家の軽い仕事（食事の準備やあと始末、簡単な片づけなど）はどの程度困難ですか。

Q20 家のやや重い仕事（掃除機の使用、ふとんの上げ下ろしなど）はどの程度困難ですか。

Q21 スポーツや踊り（ジョギング、水泳、ゲートボール、ダンスなど）は、どの程度困難ですか。

Q22 親しい人や友人とのおつき合いを控えていますか。

Q23 地域での活動やイベント、行事への参加を控えていますか。

Q24 家のなかで転ぶのではないかと不安ですか。

Q25 先行き歩けなくなるのではないかと不安ですか。

以上の25の質問に対する答えの合計点によって、ロコモかそうでないかを自己評価できます。ちなみに他の人の介助などを必要としない点数は16点といわれています。

ロコモ度判定方法

２ステップテスト、立ち上がりテスト、ロコモ25の三つのロコモ度テストの結果から、現在のロコモの段階を調べます。テストの結果によって「ロコモ度1」と「ロコモ度2」に判定されます。

ロコモ度１

次の三つのいずれかひとつでもあてはまる場合は該当します。

①立ち上がりテストで、どちらか一方の片脚で40㎝の高さから立ち上がれない。
②2ステップ値が1・3未満。
③ロコモ25の結果が7点以上。

ロコモ度1は、移動機能の低下が始まっている状態です。筋力やバランス能力が落ちてきているので、運動を習慣づける必要があります。また、たんぱく質やカルシウムを含んだバランスのいい食事を心がけましょう。

ロコモ度２

次の三つのいずれかひとつでもあてはまる場合は該当します。

①立ち上がりテストで両脚で20㎝の高さから立ち上がれない。

②2ステップ値が1・1未満。

③ロコモ25の結果が16点以上。

ロコモ度2は、移動機能の低下が進行している状態です。自立した生活ができなくなるリスクが高まっています。特に痛みを伴う場合は、なんらかの運動器疾患が発症している可能性があるので、整形外科専門医の受診をおすすめします。

ロコモの予防は、若い世代の人から始めることが大切であることから、このロコモの自己評価テストは高齢者だけでなく、若い人も受けることをおすすめします。

ロコモティブシンドロームを予防する基本運動

ロコモ対策の目標は、高齢になってもいつまでも自立して歩けることであるとされています。そのためには、各年齢に応じて、運動機能、移動機能を評価し、適正な運動習慣を身につけ、運動器の健康を維持することが重要とされています。

ロコトレ

日本整形外科学会では、日常的に運動習慣をつけるために、地域のご当地体操やラジオ体操、レクリエーション活動に参加したり、移動能力や運動機能の状況に応じて、水泳、卓球、テニスなどの競技スポーツ活動への参加も推奨しています。

これに加えて、ロコモ対策の基本運動として推奨されているのは、家庭でも実施可能なスクワット運動と、開眼片脚立ち訓練です。日本整形外科学会はこの二つの運動を「ロコトレ（ロコモーショントレーニング）」として、毎日行なうことをすすめています。

スクワット運動

ロコトレのスクワット運動は、歩幅を肩幅より少し広めにとり、両方の膝を90度くらいまで曲げます。それ以上曲げると膝に負担がかかり膝を痛めてしまう可能性があるので、注意しましょう。

ゆっくりと膝を曲げて、また伸ばしてを1回として、5回から6回を1セットとして、1日3セットを目安に行ないます。

このとき、深呼吸をしながらゆっくりと行なうよう心がけてください。ゆっくり行なうことで、筋肉への圧が高くなり、筋肉への血流量が減少し、低酸素状態となり、筋組織の肥大が促されるといわれています。背筋を緊張させて、よい姿勢で行なうことも効果を高めます。

また、通常のスクワットができない人や、歩行に杖や押し車を必要とする人は、イスに座り、目の前の机に両手をつき、立ったり座ったりの動作を繰り返します。

開眼片脚立ち

これは目を開けた状態で、1分間片脚で立つ訓練です。

転倒しないように、イスや机などにつかまり、片脚を床につかない程度に上げ、そのまま1分間片脚で立ちます。右脚が終われば、左脚をしましょう。左右1分間ずつで1セットとして、朝昼晩の1日3セットを目安に行ないます。

通常の片脚立ちが困難な場合は、安定感のある机やイスに片手や両手でつかまった姿勢で行ないます。

この運動はバランス能力を高める訓練です。片脚立ちという不安定な状態で体を支えるには、バランス能力が必要です。ですから、この運動を継続することで、バランス能力が向上するのです。

運動前の準備運動、運動後の整理運動も大事

ロコトレを行なう前には十分な柔軟体操、ストレッチング運動をしましょう。

柔軟体操は緩やかなゆっくりとした大きな動きで、筋肉や関節をほぐす運動のことで、ストレッチングは関節や筋肉をゆっくり伸ばす運動です。いきなりロコトレを行なうと、関節や筋肉を痛めてしまう可能性もありますので、ロコトレやその他運動を行なう前は十分な柔軟体操、ストレッチングを行なうことが大切です。

柔軟体操やストレッチなどの準備運動は、からだを温めて、柔らかくし、動きやすい状態にして、けがや筋肉や関節を痛めないように予防するだけでなく、運動中のエネルギー効果も高めてくれます。

また運動後のクーリングダウン（整理運動）も大切です。

クーリングダウンは運動の終了後に行なうもので、徐々に心身をリラックスさせて、疲労回復を助ける働きがあります。

このように口コトレだけでなく、運動の前の柔軟体操やストレッチング運動などの準備運動と、運動後のクーリングダウンの運動をしっかり行なうことが、からだを痛めずに、長く運動を続けられるポイントでもあります。

生活上の注意点としては意識的にからだを動かすことを心がけましょう。デスクワークがメインの人は、仕事の合間に積極的にからだを動かす意識が必要となりますし、同じ姿勢で長時間からだを動かしている人は、からだをリラックスさせるような運動を取り入れることも大事でしょう。

そして、睡眠や休養もしっかりととることを忘れてはいけません。

ロコモの引き金になる骨や関節の老化

骨折の原因でもっとも多いのが骨粗しょう症

ロコモの誘因は骨や関節の老化にあります。そのなかでも注意したいのが骨粗しょう症です。骨粗しょう症とは、骨が弱くなり、骨折しやすくなる病気です。

年齢が進むにつれて発症する割合が増え、日本骨粗鬆症学会の２０１５年度版ガイドラインによると、日本における総患者数は推定で１３００万人とされています。高齢化が進む日本においては、骨粗しょう症による骨折も増加していて、その対策、予防の重要性がいわれています。

では、なぜ骨はもろくなってしまうのでしょうか。

骨の強さ（骨強度）は、どれくらい骨がつまっているかの程度（骨密度）と、骨の素材（骨質）によって決められています。

骨密度は、骨のなかにカルシウムやマグネシウムなどのミネラルがどの程度入っているかで測定しますが、一般的には、学童期から思春期にかけて高くなり、20代でピークを迎えます。しかしその後、年を重ねるにつれて、骨密度は低下してしまいます。

骨というのは、一度できた骨が一生そのままというわけではなく、骨を壊す働き（骨吸収）と、壊された部分に新たに骨をつくる働き（骨形成）が絶えず繰り返されています。骨を壊す働きの細胞を破骨細胞といい、骨をつくる細胞のことを骨芽細胞といいます。つまり、骨は「壊して、つくる」を繰り返して、新しい骨に入れ替わっているのです。このことを骨のリモデリングといい、約1年でからだ全体の20～30％の骨が入れ替わるといわれています。

骨密度と骨質は、骨のリモデリングの影響によって、その状態に変化が出てきます。また、生活習慣やビタミンDやビタミンKなどの栄養素の摂取量も影響するといわれています。

原因① 骨密度の低下

そもそも骨はカルシウムでできていると思っている人が多いかもしれませんが、それはちょっと違います。骨は、アミノ酸からつくられたたんぱく質の一種であるコラーゲンと、カルシウムやリンといったミネラルが結びついてできています。

コラーゲンとカルシウムの関係は、鉄筋コンクリートの鉄筋とコンクリートの関係にたとえられます。コラーゲンが鉄筋で、カルシウムがコンクリートです。コラーゲンという鉄筋の骨組に、カルシウムというコンクリートが流し込まれて丈夫な骨ができあがっているのです。

ところが、骨内のコラーゲンは30〜40歳をピークに、徐々に減少していきます。コラーゲンが減少すれば、カルシウムを受け止める骨組みが少なくなるために、カルシウムを骨内に定着させることができません。つまり高齢になるとともに骨はもろい構造になってしまうということなのです。

また、年をとると骨をつくる細胞である骨芽細胞の機能が弱くなり、骨をつくる能力が低下します。骨を壊す骨吸収が、骨をつくる骨形成を上回ってしまい、結果として骨密度が下がってしまうのです。

ご存じの方も多いと思いますが、骨粗しょう症は女性に多く、総患者数の約80％が女性だといわれています。

それは、エストロゲンというホルモンが関係しています。

別名女性ホルモンとも呼ばれるエストロゲンの分泌量は、閉経後一気に減少していきます。エストロゲンには、骨を壊す破骨細胞の働きを弱める作用があるといわれています。そのため、閉経後エストロゲンの分泌量が減少すると、破骨細胞の働きが活発になり、骨吸収の働きが骨形成を上回り、骨が弱くなってしまうのです。

閉経後の女性の骨粗しょう症の患者数は、エストロゲンの分泌量の減少と反比例して、年を重ねるごとに増えていくことがわかっています。

原因② 骨質の劣化

骨が弱くなる原因としては骨の素材、つまり骨質の劣化の問題もあります。

骨質の劣化には、骨の構造自体を弱くする環境も影響しています。

骨の構造を弱くする環境とは、酸化ストレスです。

これは、酸化反応によって起こるからだにとって有害な作用のことです。酸化反応とは、ある物質に酸素が結合することで、たとえば、金属が錆びたり、古い油が茶色に変色するのも酸化反応のひとつです。

人体において強い酸化反応を引き起こすのが活性酸素で、加齢、閉経、生活習慣因子によって活性酸素の量が増えるといわれています。生活習慣因子としては、運動不足や喫煙、偏った食生活、動脈硬化、糖尿病、腎臓病《じんぞう》などの生活習慣病などがあります。

活性酸素による酸化ストレスは、老化を早めたり、骨粗しょう症などの老年病の原因になるといわれています。

いくつになっても丈夫な骨を維持するためには、このような生活習慣因子にあてはまらないように注意することも大切です。

骨粗しょう症の診断方法とは

骨粗しょう症の診断方法はいくつかあります。

高齢者の場合、骨折をきっかけに診断されることがあります。

高齢者に多く見られる骨折に、足のつけ根の骨折（大腿骨近位部骨折）、背骨の骨折（椎体《ついたい》圧迫骨折）、手首の骨折（橈骨遠位端骨折）、腕の骨折（上腕骨頚部《けいぶ》骨折）や骨盤の骨折（恥骨《ちこつ》、坐骨《ざこつ》）、その他お尻の骨折（仙骨《せんこつ》骨折）があります。

診断①

高齢者に多く見られる骨折のなかでも、軽微な転倒（立った高さからの転倒）で椎体骨折と大腿骨近位部骨折を起こすと骨粗しょう症の診断にあてはまります。

診断②

軽微な転倒での椎体骨折と大腿骨近位部骨折以外の骨折の場合は、骨密度検査を行ない骨粗しょう症かそうでないかを判断します。骨密度検査でＹＡＭ値という値が80％未満なら骨粗しょう症となります。

ＹＡＭ値とはYoung Adult Meanの略語で、若い世代の骨密度を１００％としたときの現在の骨密度の割合を表しています。

診断③

骨折がない場合でも、骨密度検査でＹＡＭ値が70％以下なら骨粗しょう症の診断基準にあてはまります。

すでに、骨折を起こしたことがあるけれど骨密度検査を行なっていない方や、骨折したことがなくても閉経後の女性の方は、念のため骨密度検査を受けることをおすすめします。

そして、自分のＹＡＭ値を確認し、ご自身の骨の状態を把握しておくといいでしょう。

骨粗しょう症の治療法

骨粗しょう症のガイドラインによると、骨粗しょう症の治療は、骨折予防が目的であり、なかでも、生活機能やＱＯＬ（Quality of Life＝生活の質）の悪化を引き起こす大腿のつけ根の骨折や背骨の骨折の予防がその中心に位置づけられています。

また、ガイドラインでは、骨格の健康はからだの健全な形態と運動性を保障し、人間が人間らしく生きるための必須の要素であるとされています。したがって、骨粗しょう症の治療は骨の健康を通じて、骨格全体の健康維持の中心的な役割を担うことになります。

骨粗しょう症治療の基本原則は、薬物療法（お薬の治療）と食事療法（食べ物による治療）、そして運動療法（リハビリによる治療）の三つです。

薬だけ飲めばいいというわけではなく、この三つをあわせて行なうことで、骨粗しょう症の治療効果が発揮できると考えられています。

ですから、すでに骨粗しょう症の治療薬を服用している方でも「私は骨折しないから安心」などとは思わないでください。

現に、骨粗しょう症の治療薬を内服している方であっても、転倒などにより骨折を起こすことがあります。そして一度骨折を起こすと次の骨折を起こす可能性が高くなるというデータがあります。

私は、骨粗しょう症による骨折を一度起こした方がもう二度と骨折を起こさないようにしたいという思いでこの本を書いておりますが、繰り返しの骨折を起こす方もいらっしゃいます。まさに骨折の連鎖です。骨折の連鎖が起こるとどうなるかはすでにお話ししたとおり、骨折の痛みで動けなくなります。足の骨折なら歩けなくなります。

そうならないためにも骨粗しょう症についての知識もつけましょう。

薬物治療

骨吸収抑制薬

骨は、破骨細胞によって吸収されて、その吸収された部分に、骨をつくる骨芽細胞が働き骨をつくるという、骨のリモデリングを繰り返して、骨を維持しています。

骨粗しょう症の治療薬としては、骨の吸収を抑える薬が代表的で、骨吸収抑制薬といわれています。

骨吸収抑制薬のなかでも、一般的なものはビスフォスフォネート薬といわれ、骨折を抑制する効果があるとされています。

骨粗しょう症の診断がされ、高齢の方や、高齢でなくても骨折をした経験がある方ならこの薬の服用がすすめられます。内服薬や、飲みやすいゼリー状製剤も出ています。また高齢で内服がなかなかできない方のために、注射による治療も可能です。

またビスフォスフォネート剤は他の薬といっしょに飲むことはできませんので、薬を出されたら、薬剤師さんに服用方法について十分聞いていただく必要があります。

骨吸収抑制薬には、ビスフォスフォネート薬以外の内服薬もあり、どの薬を服用するかはかかりつけの医師と相談をして決めていただくことになります。

骨形成促進薬

治療薬には骨をつくる効果が出る、骨形成促進薬もあります。

これは注射による投薬になりますが、骨をつくる効果が高いといわれています。

この薬は、骨粗しょう症の診断を受けて多数の骨折をしている方や、骨粗しょう症の内服治療をすでに行なっているのに、骨折を起こしてしまった場合に適しているといわれています。

その他の治療薬

またその他の骨粗しょう症の薬として、女性ホルモンであるエストロゲンの作用を持ち、骨が弱くならないように作用する内服薬や、骨の形成に重要な成分である活性型ビタミンD_3の内服薬も出ています。

これらの内服薬は、比較的年齢が若く、長期間の内服の継続が必要と考えられる方などに適していると考えらえます。

また活性型ビタミンD_3薬は、骨吸収抑制薬であるビスフォスフォネート薬を飲んでいる期間に同じく内服すると効果があるといわれています。高齢者や、骨粗しょう症の方は、慢性的なビタミンD不足があると指摘されていますが、頑張って、骨をつくろうとしても、骨の材料の成分となる物資が体内に不足していれば、骨はできません。

このように骨粗しょう症の薬といっても骨吸収抑制薬、骨形成促進薬やその他の薬もあり、患者さんひとりひとりに適した治療が必要となってきます。

食事療法

次に食事療法ですが、おもにはカルシウムとビタミンＤ、ビタミンＫを含むビタミン類を十分に摂取することが大切です。また高齢者は、筋肉の成分となるたんぱく質の摂取不足が指摘されていて、たんぱく質の適切な摂取も必要となります。

カルシウム

骨粗しょう症の治療のためのカルシウムの摂取量の目安は約８００㎎といわれています。カルシウムを多く含む食べ物として、牛乳、乳製品、小魚、緑黄色野菜、大豆、大豆製品などがあります。朝昼晩の食事で、これらの食材をできるだけ食べるように心がけましょう。

ビタミンＤ・その他のビタミン類

カルシウムとビタミンＤをいっしょに摂ることで、腸管でのカルシウム吸収率がよくなります。先ほどもお話ししましたが、高齢者はビタミンＤの摂取量が不足しているといわれています。ですから、骨の形成に役立つビタミンDも積極的に摂っていただきたい栄養素のひとつです。

ビタミンDを多く含む食品として、魚類、きのこ類があります。

また、骨の形成や骨質の維持に働くビタミンKを豊富に含む食品には納豆があります。

このような骨の形成に役立つ食べ物を十分摂取し、バランスのいい食事を心がけることは、骨粗しょう症の治療にはとても大切です。

運動療法

骨粗しょう症の治療目的は、骨折の予防をして、生活機能やＱＯＬ（生活の質）を悪化させないようにすることでした。

運動療法も、骨密度上昇、背骨・椎体骨折予防、転倒予防の三つを軸として行なうことが大切であると考えられます。

骨密度上昇効果があるとされているのは、有酸素運動です。有酸素運動とは、ゆっくりとしたスピードで行なうランニングや、水泳、サイクリング、エアロビクスなどをいいます。基本的には、息切れしない程度のレベルの運動で、長時間持続できることが大切となってきます。

背筋を鍛える運動

背骨・椎体骨折予防としては、背筋を強化する運動が大切です。背筋が落ちると、猫背になり、歩行スピードも落ちてしまいます。

筋力訓練・バランス訓練

また、転倒予防には、筋力訓練とバランス訓練が必要です。

背筋運動、筋力・バランス訓練の三つの有酸素運動が運動療法の柱となり、骨折予防の効果があるといわれています。

ただし、このような運動を高齢者ひとりで行なうことは、なかなか大変です。ですから、専門病院の理学療法士といっしょに行なうことをおすすめします。

急に筋力訓練を行なったりすると、筋肉を痛めたり、靭帯《じんたい》を痛めたりする場合が多くなります。そのため、まずは専門家がいる環境で教えてもらいながら筋力訓練を行ない、その後自分でトライするという流れが、けがの心配も少なく、効率もいいのではないでしょうか。また、運動療法は継続して行なうことが大切ですので、楽しみながら行なう工夫も必要です。

以上のように骨粗しょう症の治療には、薬の治療だけでなく、食事療法や運動療法も大切になってきます。

この本を読まれた方が、将来骨折のない生活を送っていただけるように、薬物治療、食事療法、運動療法の三つの治療が大切であることを覚えておいていただけるとうれしく思います。そして、骨粗しょう症になったとしても、ひとりでも多くの方に骨折を起こさず過ごしていただけたら幸いです。

骨粗しょう症以外のロコモの原因となるおもな症状と病気

ロコモの引き金のなる病気は骨粗しょう症だけではありません。

骨だけでなく、筋肉に関節や軟骨、靭帯や腱、椎間板といった部位にも老化は現れます。これらの老化は、さまざまなからだの不調につながり、骨折の原因になることも十分にあります。

それでは骨粗しょう症以外でロコモを引き起こす原因となりやすい症状や病気について

も解説します。

症状① 骨格筋の衰えで起こるサルコペニア

筋肉の種類は内臓を構成する「平滑筋」、心臓を構成する「心筋」、そして体を動かすための「骨格筋」の３種があります。

骨格筋は筋肉全体の約40％を占め、からだを支える役割も担っています。しかし、加齢にともない、骨格筋を構成する筋繊維のなかの、瞬発力にすぐれた速筋繊維が選択的に萎縮することが知られています。

骨格筋が加齢によって衰え、全身の筋力や身体機能が低下することをサルコペニアと呼びます。

サルコペニアは運動障害、転倒・骨折の危険性の増大、日常生活の活動能力の低下、身体障害、自立性の喪失、および死亡する危険性の増大などの健康障害につながるとされており、一度発症すると、寝たきりになる危険性が増大するといわれています。

症状② 関節軟骨がすり減る変形性関節症

関節は2個または2個以上の骨の接合部位のことをいい、骨と軟骨、靭帯、関節包、滑《かつ》膜《まく》からできています。

そのなかでも関節軟骨は年齢とともにすり減るといわれています。関節軟骨は70〜80％が水分でできていて、その他はコラーゲンになります。コラーゲンといっても、美容業界でいわれているものとは違います。軟骨のコラーゲンはⅡ型コラーゲンで、皮膚などのコラーゲンはⅠ型コラーゲンです。

関節軟骨は機械に使用されるベアリングと同様に小さく、とても摩擦の小さい運動を行なうことができます。その摩擦係数は０・００５程度で、非常に摩擦抵抗が少ない運動器です。しかし、長年使用しているとすり減ってしまいます。そのために、関節軟骨のまわりや、軟骨の下にある骨に変形が起き、やがて滑膜という部分に炎症が起きます。

このような病気を変形性関節症といいます。中高年以降に多く見られる、原因がわからない関節痛のほとんどが、変形性関節症と診断されます。

変形性関節症は、男性より女性に多く、発症頻度が高い箇所としては手首、脊椎（背骨）、膝、股関節があげられます。つまり、歩行に影響する足の関節（膝、股関節）と、そして歩く際に影響が出やすい脊椎に出やすいということ。そのため、変形性関節症も歩行が困難となる病気なのです。

おもな症状は関節の痛みです。痛み以外には、関節の曲げ伸ばしが悪くなる、関節の動かせる範囲が狭くなる（可動域制限）といった症状が出てきます。

膝関節に発症した場合、関節に水が溜まりやすくなりますが、これは滑膜という組織が炎症を起こすことが原因だと考えられます。軽症であれば、歩きはじめの直後や階段を上り下りするとき、長時間歩き続けたときに痛みを感じます。そして、重症になると安静時にも痛みを感じるようになります。また関節の曲げ伸ばしに支障が出ることから、畳の上に直接座る正座もつらく感じるようになります。

関節の変形が進行すると関節が不安定な状態となり、そのために関節のまわりの筋肉も弱くなります。さらに進行すると、関節軟骨がなくなり、関節同士が接触して、ごりごりという音がしたりします。

症状③　椎間板ヘルニア・脊柱管狭窄症

椎間板は、背骨（脊椎）を構成する椎骨と椎骨の間にある円板状の軟骨です。ゴムのように柔らかく自在に変形するおかげで、からだを曲げたり、ねじったりという運動も行なえます。また、体重や衝撃を緩和するといった大切な機能を担っています。

椎間板は、真ん中にある髄核《ずいかく》とそのまわりを取り囲む線維輪《せんいりん》という部分で構成されていて、髄核はゼラチン状のプロテオグリカンと、70～90％の水分でできています。線維輪の主成分はコラーゲンです。

椎間板は年を重ねることによって変形し、十代後半から髄核のなかにあるプロテオグリカンが減少し、約90％程度あった水分も徐々に減少するといわれています。

さらに力によっても変形します。椎間板に力学的ストレスがかかると、椎間板を合成する能力が低下するといわれています。そのため、過度の肉体労働や激しいスポーツなどを長期間続けた場合など、椎間板に力が加わり圧力が上昇し、椎間板のなかの髄核が飛び出した状態になります。

この状態を椎間板ヘルニアといいます。

長時間同じ姿勢でいるデスクワークの人にも起こることがあります。椎間板ヘルニアになれば、飛び出した髄核が神経を圧迫して、腰痛や足の痛みを引き起こします。

さらに、椎間板そのものが老化によって弾力を失うとつぶれて飛び出す場合があります。また、背骨を構成する椎体や椎弓《ついきゅう》など椎間板周辺の骨が変形することがあります。これらにより、背骨の後ろ側にある脊柱管《せきちゅうかん》という神経の通り道が狭くなり、なかの神経の束が圧迫され、足のしびれや痛みを引き起こす、腰部脊柱管狭窄症《きょうさくしょう》を発症することもあります。脊柱管狭窄症は高齢者に多く見られ、ロコモティブシンドロームの大きな要因ともいわれています。

また、加齢による椎間板の変化は、腰部分の背骨を構成する腰椎《ようつい》がずれる、脊椎すべり症につながる場合もあります。脊椎すべり症は症状がひどくなれば手術が必要です。

どこかの部位だけではなくからだ全体を強くすることが大事

このように、加齢によって私たちのからだは徐々に変化してしまいます。

骨が弱くなれば、転倒による骨折につながります。

筋肉が弱くなれば姿勢を支えることが大変になってきますし、歩行の際に足を上げることが難しくなり、すり足のような歩き方になってしまうでしょう。バランス能力も低下して、ふらついたり、つまずいたりして転びやすくなります。

また関節軟骨がすり減って変形性関節症を発症すれば、関節の痛みで歩行がつらくなります。椎間板は、加齢や力学的ストレスによって変化し、腰部脊柱管狭窄症や脊椎すべり症を発症することがあります。

私たちのからだは、骨や関節、筋肉などが連動して動いています。ですから、どこか1カ所が弱くなれば、結果的にからだ全体が弱くなってしまうのです。

若い人であっても、たとえば足首をねんざしたとすると、治るまでの間、痛む足首をかばいながら歩いていると、腰に負担がかかり腰痛を起こしてしまうことがあります。どこか1カ所になんらかの不具合が生じると、それをかばうために他の部位に負荷がかかり、別の不調を引き起こしてしまうのです。

ですから、からだ全体の機能低下を防ぐには、どこか1カ所だけを鍛えればいいということではなく、全体的に強くする、維持していく必要があるのです。

第3章

転ばぬ先の骨づくり

転倒予防でいきいきとした老後を手に入れる

これまで、転倒の怖さについてお話ししてきました。年齢を重ねたら、慣れている日常の暮らしのなかでも転ばないよう、十分注意することが大切です。

しかし、十分に注意して生活していても、思いもよらぬところでつまずいたり、バランスを崩して転倒してしまうことがあります。

若いうちなら、少しくらいつまずいても体勢を立て直すことができるかもしれませんし、または手をつく程度ですむかもしれませんし、たとえ転倒したとしても、打撲程度ですんで、骨折までに至らないケースが多いものです。

しかし高齢者はそうはいきません。

バランス能力が低下し、骨も弱くなってきている状況で転倒すれば、驚くほど簡単に骨折してしまうのです。

先に述べたように、一度骨折してしまうと、日常生活に大変な負担がかかってきます。

最悪の場合、そのまま寝たきりへと移行するケースも少なくありません。

そこで、ここからは転倒を予防するには、どのような注意が必要なのか、またどのような運動が効果的なのかをお伝えしていきたいと思います。

ひとりでも多くの方が、転倒予防について正しい知識を持ち、いくつになってもいきいきとした日常生活を送っていただければと思います。

転倒予防は高齢者が自発的に幸福に生きるための対策

転倒予防は、ただ単に転ばないための予防策ということだけではありません。

日本転倒予防学会理事長である、東京大学名誉教授の武藤芳照先生は、ある講演で転倒予防が目指すものとして、次のように話しています。

「単に転倒・骨折を減らすことに留まらず、それらが原因で起こる寝たきりや要介護状態を軽減、予防すること、さらには、その過程で培われたからだ能力と自信、希望によりひとりひとりの高齢者の健康と幸福、自己実現にまで結びつけることであります」。

たしかに、ただ転倒しなければいい、骨折が起こらなければいいと考えるだけでなく、その先にある要介護を予防することや、ひとりひとりが自分らしく生き、自己実現することまでを考えて、転倒予防、骨折予防をすることが大切でしょう。

誰でも、毎日を大切に、いきいきと過ごしたいと思っているはずです。

定年までの間懸命に働き、リタイア後の第2の人生は自分のしたいことをしようと、いろいろ計画を立てている方は多いものです。そんなときに、転倒による骨折でからだが自由に動かなくなったら、悔やんでも悔やみきれないでしょう。

このようなことにならないためにも、毎日こつこつと転倒予防の取り組みをしてもらいたいのです。

転倒予防は、おもに運動療法が大切であるといわれています。

では具体的に何をすればいいのでしょうか。

毎日歩けばいいのか、ジムで筋トレをすればいいのか……。ここからは、転倒予防の運動についてお話ししましょう。

転倒予防の第一歩は日常生活での活動性を上げること

まずは1日の生活スタイルを振り返ってみてください。みなさんは、1日のうちでどれだけ活動的に生活しているでしょうか。

学生や若い方々は体育の授業や部活動、その他レジャーなどで積極的にからだを動かしますが、社会人になるとからだを動かす機会はかなり減ってしまいます。その結果、運動不足に陥るわけです。

「自分はまだ若いから大丈夫」と思わず、二十代、三十代、四十代からでもできる運動をみつけて行なうことはとても大切です。

とはいえ、忙しい社会人は運動する時間を確保するのもなかなか大変かもしれません。ですから、仕事中や移動中などに簡単な運動を意識してやってみましょう。

たとえば、エレベーターは使わず、階段を上り下りする。または、ひとつ下の階でエレベーターを降りて、あと1階分は階段を使って上がるなど、工夫次第では日常生活に運動を取り入れることは可能なのです。

では高齢者はどうでしょうか。

一般的なサラリーマンは60歳で定年ですが、自営業の方などは60歳を過ぎても仕事をしていて、活動的に動いている方もいるでしょう。

しかし多くの高齢者は、以前のように体を動かすこともなく、自宅でのんびりと過ごしがちです。なかにはすでに介助や介護を必要とされる方もいるかもしれません。

このような方も、まずは、土台となる日常生活の活動性を上げることが大切となってきます。ただし、転倒予防運動でからだが動くようになったからといって、すぐにやめてしまっては意味がありません。再び活動性の低い毎日を送るようになると、からだは元に戻ってしまいます。

活動レベルの上げ幅は少しでも構いません。日常的に動いていない人が無理に動くのは危険ですし、ましてや、それがもとで骨折をしたりしてしまっては元も子もありません。活動レベルを上げた日常生活を、長く続けていくことが大切なのです。

近所への買い物は家族まかせにせず、できるだけ自分で行くようにするなどもいいでしょう。また、必要なものは立って取りに行くよう心がけることも大事でしょう。いつも自分が座っている席から手が届く範囲に、リモコンや新聞、携帯電話など、頻繁に使うものを置いているようでは、せっかくの運動の機会を逃してしまいます。

そのような小さな積み重ねが生活の活動性を高め、筋肉の減少を遅くし、自然と動けるからだを維持することにつながるのです。

転倒予防のためのバランス訓練

転倒予防の運動として大切なのは、さまざまな移動動作を伴うバランス訓練です。

バランス訓練は、立った状態で動く訓練、水平方向へ移動する訓練、そして垂直方向へ動く訓練の三つにわかれています。

それぞれの動作を詳しく見ていきましょう。

訓練①　立った状態で動く

たとえば、歩く、家事をする、掃除をする、掃除機をかける、散歩をする、洗濯物を干すなど、立った状態で行なう動作ならなんでもあてはまります。このような日常的な動作を積極的に行なうことがバランス訓練になるのです。

ただし、座った状態での動作や自転車こぎなどは、バランス訓練としては効果が十分とはいえません。

またストレッチ運動だけでも効果は不十分だといわれています。

とはいえ、ストレッチ運動は関節や筋肉をやわらげるには効果的なので、運動を始める前や、朝起きたときに布団やベッドの上で行なうことをおすすめします。ストレッチ運動を行なうことで、かたくなったからだがやわらかくなり、動きはじめが少し軽くなるはずです。

いきなり、運動を始めると、筋肉を痛めたり、関節を痛めたりする場合もあります。そのためにも、運動の前にはストレッチ運動を十分に行なうとよいでしょう。

訓練② 水平方向へ移動する

水平方向にできるだけ素早く移動する動作も、バランス能力を鍛える訓練になります。速く歩いたり、音楽に合わせて手足を動かすといったものがこれにあてはまります。スポーツでは、テニスやバドミントンなどの動きがよいといわれています。

この運動は立った状態が基本です。立った状態でのバランス能力を向上させたうえで水平方向への速い動きを行なえば、バランス能力を強化、維持できるのです。

ただし、注意も必要です。

水平方向へ素早く動く訓練を行なう場所は、濡れてすべりやすくなった床の上で行なうことは禁物です。すべりやすいため、転倒する危険性があります。必ず、運動する場所がすべらない場所であることを確認する必要があります。また、段差があったり、表面が凸凹している土の上なども つまづきやすいので注意が必要です。履物選びも大切です。スリッパやヒールのある靴はやめ、履き慣れた靴で行ないましょう。動きやすいスニーカーなどがよいでしょう。

この訓練は広い場所で行なうほうがやりやすいでしょう。また、長続きさせるためには、お友達などと数人で行なうのがおすすめです。

早歩きでも、並んで歩く人がいてくれるとやる気が出ますし、音楽に合わせて行なうリズム運動もグループで行なった方が楽しいものです。

転倒予防の運動であれ、基本的に楽しいと思わないと長続きしないので、楽しめる状況をつくる工夫も必要でしょう。

訓練③　垂直方向へ動く訓練

垂直方向へ動く訓練は、座った状態から立ち上がる動きを行ないます。

たとえば、畳んだ洗濯物を持ち上げたり、床に置いた荷物を持ち上げる動作があります。このときに、腰だけを曲げて持ち上げるのではなく、膝を曲げて、腰を沈めて、低い位置から持ち上げることが大切です。

腰だけを曲げて持ち上げる動作は、垂直方向への訓練としては効果が不十分ですし、腰に負担をかけることで腰を痛める原因にもなります。床など、低い位置にあるものを持ち上げるときは、必ず膝を曲げ、腰を沈めて、体全体で持ち上げるように心がけましょう。こうすることで、上下に体を動かすことになり、バランス能力を鍛える効果があります。ただし、勢いをつけてしゃがんで、勢いよく立ち上がると転倒の危険性があるので、ゆっくりと行なうよう心がけましょう。

同様に、スクワット運動も効果的です。

前章のロコモを予防する運動で紹介したスクワット運動（35ページ参照）を行ないましょう。ただし、ふらついて転倒することがないよう、必ず安定した机や柱などにつかまって、ゆっくりしたテンポで行なうことを忘れないでください。

このようにバランス能力を高める訓練は、日常生活のなかのさまざまな動作に含まれています。

運動する機会がない場合や、運動があまり好きではないという方は、日常生活の活動性を高め、できるだけこまめに、ていねいに動くようにするだけでも、転倒予防につながるはずです。

丈夫な骨をつくるための生活

子どものころからの骨づくりが加齢による骨折を予防する

まずは、転倒を予防するための生活を心がけてもらいたいのですが、万が一転倒してしまっても、骨が強ければ、少々の衝撃では骨折せずにいられます。

骨は、誰でも加齢によってもろくなっていってしまいます。しかし、丈夫な骨をつくる生活を送ることで、骨の老化を食い止めることも可能なのです。

そこで、各世代に応じた「骨づくり」についてお話しします。

思春期まで

思春期くらいまでは、しっかりとした食生活と運動習慣が必要です。

骨密度は１～４歳と12～17歳の二つの時期に増加し、思春期にスパートが見られることが報告されています。この時期にしっかりと骨をつくっておくと、年をとって骨が少し弱くなっても骨折の可能性を下げることができます。

ですから、若いときには、朝昼晩、栄養バランスのいい食事をとることが非常に大切です。特に、骨密度を高めるたんぱく質とカルシウムの適度な摂取を心がけましょう。

この時期は運動も大切です。体重がかかる運動（荷重運動）が骨を強くすることに効果があるという報告があります。

また食生活と運動が二つあわさることで、丈夫な骨をつくる効果が増大するともいわれています。ですから、思春期の若者が、容姿を気にして無理なダイエットを行なうことは、骨をつくるうえでは逆効果になるので注意が必要です。

すでにお話ししたように、特に女性の場合は、閉経後にエストロゲンの低下で骨が弱くなります。

流れとしては、思春期に骨の強さが高まり、20歳でピークを迎え、40歳前半まではそれを持続し、閉経前に低下する、ということです。ですから思春期の時期から20歳ごろまでに十分骨を強くしておくことが大切です。

中高年以降

中高年以降の骨づくりに大切なのは、骨の量をキープすることです。女性は、閉経後の骨量減少を最小限にとどめることが大事になります。

骨の量をキープするためには体重維持、バランスのいい食生活と運動習慣、禁煙、飲酒の量が重要な鍵となっています。

正しい食生活で強い骨をつくる

私たちのからだは食べたものでできています。不足する栄養があれば、からだは十分に機能を発揮できません。骨も同様です。骨を構成する栄養素が不足すれば、年齢を重ねるごとに骨の再生機能が働かなくなり、どんどんもろくなってしまいます。

最近は「食育」という言葉もよく聞かれるようになりましたが、食事に関してしっかりした知識を持つことが大切だといわれています。飽食といわれている時代だけに、年齢に関わらず、しっかりとした食生活を心がけることが重要なのです。

まずいちばん基本的なこととして、食事は一日三食とることです。

特に朝食はとても大切です。最近は大人も子どもも、朝食を食べない人が増えているようですが、これはとても危険なことです。

朝食を抜くことで、脳に栄養が行かずに午前中をぼんやりと過ごしてしまったり、腸管が動かないことで便秘になりやすくなりします。

また、私たちの身体は食事回数を減らすと、次にいつ食事をとるのかがわからないという危機感から食事の吸収量を高くします。つまり、一日一回しか食事をしない場合と一日三回食事をする場合では、一回の食事の吸収率が異なるのです。食事回数が少ない場合は一回の吸収量が増え、一日三回の場合では吸収率が下がります。そのため、朝食を抜くことは太りやすい体になると考えられるのです。

もちろん骨にも悪影響を与えます。食事を抜くことで、筋骨が弱くなり、骨の量も減ります。

骨の量は20歳でピークを迎えます。しかし、このときまでに骨の量を高めておかなければ、将来他の人よりも早く骨粗しょう症になってしまう可能性があるのです。

若いうちに骨の量を蓄えておくことで、将来の骨粗しょう症の予防につながりますし、転倒による骨折を予防することにつながります。

骨を丈夫にするのに必要な栄養素はカルシウムだけではない

骨をつくる栄養素、といわれるとまっさきにカルシウムが浮かぶでしょう。子どものころに「牛乳をたくさん飲めば大きくなる」といわれた方も多いはずです。カルシウムを多く含む食品のひとつに牛乳があります。もちろん、カルシウムは骨をつくる重要な栄養素なのですが、じつは、ほかにも欠かせない栄養素があるのです。

では詳しく見ていきましょう。

その① 骨そのものを構成する成分

骨を構成する成分は、リン酸カルシウムや炭酸カルシウム、リン酸マグネシウムといったミネラル類とコラーゲン、そして水分です。

丈夫な骨をつくるにはカルシウムはとても大切ですが、生命維持のためにも非常に重要な栄養素です。そのため、カルシウム摂取が不足し、血液中のカルシウムが不足すると、骨に蓄えていたカルシウムを溶かし（骨吸収）、血液中のカルシウム量を維持しようとします。

正常な状態では、破骨細胞によって骨吸収が行なわれると、骨芽細胞によって骨形成が行なわれますが、閉経や加齢などによりこのバランスが崩れ、骨吸収に骨形成が追いつかなくなると、骨はどんどんもろくなってしまいます。

ですから、カルシウムの摂取は高齢な人ほど大切になってくるのです。

カルシウムを多く含む食品としては乳製品や小魚、大豆、海藻類、小松菜などの色の濃い野菜などがあります。

ただ、カルシウムの摂取には注意が必要です。乳製品などの動物性たんぱく質はカルシウムの吸収率がもっとも高いのですが、摂りすぎると「脱灰」といって、骨からカルシウムが溶け出す現象を引き起こす危険性があります。

これはマグネシウムが不足することが原因と考えられます。マグネシウムには骨や血液中のカルシウムの量を調節する役割があり、マグネシウムが不足すると、カルシウム過剰による弊害が出てくると考えられます。

ですので、カルシウム摂取とともに、マグネシウムの摂取も非常に重要です。摂取の目安としては、カルシウム2に対してマグネシウム1が理想的だといわれています。マグネシウムも摂取不足を指摘される栄養素のひとつですので、意識的に摂ることを心がける必要があります。

マグネシウムが多く含まれる食品としては、ナッツ類、ホウレンソウ、海藻類、豆類があります。

前に、骨の構造を鉄筋コンクリートにたとえると、コラーゲンが鉄筋でカルシウムなどのミネラルがコンクリートにあたるとお話ししました。骨を構成するコラーゲンはたんぱく質からつくられ、骨に弾力性を与え、折れにくく丈夫にする役割があります。

骨を丈夫にするには、カルシウムはもちろん必要ですが、同様に丈夫な骨組をつくるコラーゲン（たんぱく質）もとても大切です。しかも、体内のコラーゲン量は、年齢とともに減少していきます。ですから、栄養素として外から摂り入れ、補充する必要があるのです。

コラーゲンを多く含む食品は、豚足や鶏の手羽先などです。

その②　骨の構成を外から助ける成分

カルシウムなどのミネラルやコラーゲンは骨を構成する栄養素でしたが、それらの栄養素の吸収を高めるビタミン類も大切です。これらの栄養素が不足していると、いくらカルシウムをたくさん摂っても骨を丈夫にすることはできないのです。

これら骨の構成を外から助ける栄養素としてとても重要なものが、ビタミンDです。

ビタミンDはカルシウムの吸収を助け、血液中のカルシウム濃度を高め、骨の形成を促します。しかし、高齢者の多くが慢性的なビタミンD不足といわれています。

ビタミンDを多く含む食品はサケやイワシの丸干し、マグロ、きくらげ、干ししいたけなどです。

また、ビタミンDは日光を浴びることで体内でも合成されるので、お天気のいい日は積極的に外に出て、日光にあたることも大事です。

さらに、ウォーキングや軽いジョギングなどで骨にある程度の衝撃を加えることで、骨は強くなります。ですので、お天気のいい日は、外に出て運動することをおすすめします。

もうひとつ欠かせないビタミンがビタミンKです。

ビタミンKはカルシウムの骨への沈着と固定を助ける働きをします。

ビタミンKを多く含む食品としては納豆、緑黄色野菜、海藻類などがあります。

カルシウムは骨の構成には非常に大切な栄養素です。

しかし、骨を丈夫にするには、カルシウムだけを摂っていれば大丈夫ということではありません。

まずは、バランスのよい食事を3食きちんと摂ることが、骨にとってはよいということなのです。これに加えて、骨にとって大切な食材を摂取することが、重要なのです。

その③　摂りすぎに注意したい食材

最後に、摂りすぎに注意したい食材についてもお話ししておきましょう。

ひとつは、リンです。

骨を構成する成分としてリン酸カルシウムやリン酸マグネシウムがあるように、骨を構成するうえでリンは欠かせない成分です。リンは加工食品やスナック菓子に多く含まれています。現代の食生活ではリンは十分すぎるほど摂取できているので、あえて摂る必要はありません。

それどころか、むしろ、摂りすぎに注意したい食材とさえいわれています。特にインスタント食品などの加工食品に含まれるリンを過剰に摂取すると、カルシウムとマグネシウムの吸収を阻害するといわれています。

また塩分も摂りすぎには注意が必要です。塩分（ナトリウム）を摂りすぎると、カルシウムとマグネシウムの利用が悪くなるといわれています。

アルコールはマグネシウムを消耗させ、カルシウムの吸収を悪くします。またビタミン

Dの働きも抑制するといわれています。お酒の飲みすぎには注意しましょう。

このほかに喫煙や極端なダイエットなども、骨を形成する栄養素の働きを阻害するといわれています。

第4章

歩活のススメ 一生自分の足で歩く

自分の足で歩き続けることのすばらしさを知ろう！

最後の章は自分の足で一生歩く、歩き続きけるための内容にしました。つまり、歩活《ほかつ》のすすめです。

就職活動なら就活、結婚活動なら婚活というように、みなさん意識して活動していますよね。そういう意味で、歩行活動を略して「歩活」です。

普段、みなさんはおそらく「歩く」という行為をことさら意識することはないでしょう。今現在自分の足で歩くことができている人にとっては、「歩く」ということはとても当たり前の行為だからです。

しかしいったん歩けなくなると、歩けることがどんなに幸せであるかと身に染みて感じるのではないでしょうか？

たとえば、ねんざや骨折により歩くことが大変になる。松葉杖を必要とする。もっと重症になると車いすが必要となる可能性もあります。

若い方ならば、ねんざや骨折による復帰は早いものです。それは、そもそも日常生活での活動性が高いからです。活動的な生活を送っていることで、体を動かす筋肉も、関節周辺の筋肉も発達しています。そのおかげで関節の安定性が高く、けがの治癒も早いのです。しかし、高齢者や活動性が低い方はそうではありません。筋肉量が少なく、関節の安定性が低いため、治療後の復帰に時間がかかるのです。

道具は、使わないでいると、錆びたり、油が切れて動かしづらくなったりします。同様に、私たちのからだも、動かさないでいると骨や筋肉が弱っていき、壊れやすくなってしまうのです。そして一度壊れると、その部分だけを治せばいいということではなく、全体の大修繕が必要になってしまいます。

そうならないためにも、からだが動くうちに、積極的に動かして、壊れにくいからだを維持することがとても大切なのです。

日ごろ運動習慣のない高齢者にとって、日常生活をキビキビと活動的に過ごすことにプラスする身近な運動といえば、歩くことでしょう。つまり、一生歩き続けるために、日ごろから歩くことを意識的に行なってほしいのです。

歩くことで足腰の筋肉も骨も鍛えられ、強くなります。なによりも歩くことはお金もかからず道具もいらず、思い立ったそのときに始めることができます。

そして歩くことはからだだけでなく、心にもとてもよい作用を及ぼします。

そんな歩くことのメリットをまとめてみました。

ひとりでも多くの方が転倒予防、骨折予防だけでない、「歩活」のメリットに気がついていただき、歩くことを楽しんで続けていただけたら幸いです。

メリット① 足の筋肉量の減少を食い止める

私たちのからだの骨は家でいう柱です。骨の周囲には関節と筋肉があります。これは家でいう柱をつなぐ継ぎ目です。柱の継ぎ目が弱くなれば柱が倒れるように、からだの関節を支える筋肉が弱くなってしまえばからだも倒れてしまいます。

筋肉量は加齢によって減少していきます。特に減少率が高い部位が下半身、つまり足腰の筋肉であることがわかっています。また、ある調査によると、30歳を過ぎると、59歳までに年1％、60歳以降は年に2％も筋力が低下していくことがわかりました。

高齢者がふらつきやすくなったり、転倒しやすくなるというのも、この筋肉量と筋力の低下によるところが大きいと考えられます。

そうならないためにも歩行をおすすめします。

歩くことで、アスリートのような筋肉をつけることはできないかもしれませんが、年々進む筋肉量の低下を食い止めることはできます。

ただ、小股でのトボトボ歩きやダラダラ歩き、すり足歩行では筋力維持の効果は期待できません。

大事なことは、歩いているときに足腰の筋肉の動きを意識すること。股関節を動かして太ももを上げ、しっかりと踵から着地し、足指で地面を蹴って歩くという一連の動作をしっかり意識して行なうのです。できれば、普段より数センチでも前に足を出して、少しだけ大股で歩くとよいでしょう。

日ごろ、意識して歩いている人は少ないでしょうから、最初は戸惑うでしょう。ですから、慣れないうちは商店街などの人ごみで、このような意識的な歩行をするのは危険です。歩くことに集中して、人にぶつかってしまいます。それこそ転倒して骨折なんてことになりかねません。まずは、家の廊下や公園、車や人通りのない道で練習するといいでしょう。

歩く、という動作を意識すると、どこの筋肉を使っているかがだんだんわかるようになります。各筋肉を意識できると、筋肉にはより大きな刺激が与えられます。つまり、同じ動きでも、意識的に行なうことでより大きな効果が得られるのです。

歩きはじめは筋肉痛を起こすことがあるかもしれません。その場合は、少しペースを落として、痛みが出ない程度の距離や歩き方を心がけてください。

また、背すじを伸ばして、お腹に力を入れ、両腕を前後に振って歩くと、下半身だけでなく上半身の筋力アップにもつながります。

年齢を重ねても筋力がつくことは証明されています。

90歳以上の方を対象に筋力訓練を行なったところ、筋力低下につながり、筋力がアップしたという結果が報告されています。

気づいたときからでも遅くはありません。日々少しずつ歩行をすることが大切だと思います。

今日から、明日からでも少しずつでも始めてみてはいかがでしょうか。

メリット② 骨が弱くなるのを予防する

歩くことは、骨が弱くなることを防ぐ効果があります。

私たちの住む地球には重力があり、寝ていてもある程度の荷重がかかっています。

実は、この重力が骨の強度に影響を与えるのです。

アメリカで行なわれたある実験では、一日中ベッドの上で過ごした人の骨からはカルシウムが流出することがわかりました。しかし、１日３時間だけ立って歩いた場合、カルシウムの減少は見られなかったというのです。

実は、骨は立って歩いたり、運動をすることで重力の負荷をかけると、骨をつくる骨芽細胞が働きやすい状況になり、骨を補強し、強くすることがわかっています。つまり、丈夫な骨をつくるには、最低でも１日３時間は立ち歩くことが理想的だということです。

しかし、実際１日３時間も歩き続けることは難しいので、せめて生活のなかで立ち働く機会をつくる、買い物の際少しだけ長い距離を歩くなどの工夫をしてみましょう。

立っているだけでもからだには重力がかかり、骨にも重力がかかります。立ち続けるには筋力も必要ですし、歩くことでバランス能力を使います。そして、地面に踵をつける際の衝撃が骨に伝わると、その刺激によってさらに骨が強化されます。

「骨粗鬆症の予防と治療ガイドライン２０１５年度版」によると、骨には、からだの働きを調節する役割があることがわかってきました。

たとえば、骨から産生されるオステオカルシンというホルモンは、膵臓《すいぞう》に対してインスリン分泌を促進する働きをします。このように、骨はからだの代謝を維持するためにも重要な役割を担っているのです。ほかにも脳や腎臓とも関わりがあることがわかっています。

つまり、歩行によって骨を元気に保つことで、全身の調子もよくなることが考えられるのです。

すごいことですよね。歩くことで骨も全身も元気になるのですから、一石何鳥ものメリットがあるわけです。

メリット③ 日光が骨を丈夫にしてくれる

75ページでもお話ししたように、骨をつくるは働きを促すもののひとつにビタミンDがあります。私たちのからだは、日光を浴びることで、ビタミンDをつくることができるので、外を歩くことは骨を強くすることにつながるのです。

そこで、日光を浴びようと外に出るのはいいことですが、気温が高すぎない日を選ぶようにしてください。特に高齢者には注意してほしいポイントです。あまりにも気温が高いと熱中症の心配がありますので、無理は禁物です。また、ペットボトルや水筒を持参して、適度に水分補給をしながらも歩くようにしましょう。

また、現代人は屋外で活動する機会が減りがちですから、食事からも、積極的にビタミンDを摂取してほしいと思います。

メリット④　全身の血流がよくなる

足には全身の筋肉の6割を占める筋肉があります。この足の筋肉が心臓の第2のポンプと呼ばれていることをご存じでしょうか。足の筋肉が収縮してポンプの役割をし、下半身の血流をよくし、きれいな血液を全身にスムーズに送る手伝いをしているのです。

もし足の筋肉がポンプの役目を果たせなくなってしまったら、新鮮な血液が全身に行き渡るのが遅くなり、さまざまな臓器の働きが悪くなってしまいます。また血液の流れが悪くなると、血栓という血液の固まりが血管のなかにできる危険性もあります。

足は、心臓からもっとも遠いところにあるため、血流が滞りやすい場所です。

エコノミークラスシンドロームという言葉を聞いたことがあるかと思います。飛行機のエコノミークラスでは、長時間狭いイスに座り続けることになります。そのため足の血流が悪くなり、足の血管に血栓ができる場合があります。飛行機が目的地に到着し、立ち上がって歩き始めると、一気に足の血流がよくなることで足の血管にできた血栓が飛んで、肺の動脈を詰まらせ、最悪の場合は命を落としてしまう病気です。

足の血流が滞るということは、最悪の場合、命に関わることもあるということなのです。

また血流が悪くなると足がむくみます。

足がむくむということは、足の筋肉がポンプの役目を果たしていないということです。見た目もよくありませんが、それ以上に、からだのなかもよくない状態にあるということなのです。

歩くことで、足の筋肉の血管の伸縮運動を活発にし、全身の血流をよくしましょう。

メリット⑤ 認知症予防になる

歩くことで、脳が刺激を受けることがわかっています。

ある実験によると、１週間に90分、１日あたり15分程度歩く人は、週に40分未満しか歩かない人より認知機能がよいことがわかっています。

これは歩くことで、脳の大脳や小脳、そして脳幹と呼ばれる場所の血流が増えるからです。脳が正常な働きをするには十分な血流が必要なのです。

また、歩いていると景色や人、走る車の流れなど、さまざまなものが目に入ってきます。植物の香りや風の温度によって季節を感じることもできます。

歩くことは、五感を通して脳を刺激し活性化する効果もあるのです。

脳の血流をよくし、さまざまな刺激を与えることは認知症を予防することにつながります。

無理のない程度の速度で歩くだけで脳の血流はよくなります。１日15分程度は歩く習慣をつけることをおすすめします。

メリット⑥　気持ちが前向きになる

⑤の認知症予防効果と関係が深いと考えらえますが、歩くことで大脳の前頭葉と呼ばれる部分の血流が増えます。その部分の血流が増えることで、やる気や頑張りといった前向きな気持ちがわいてくると考えられます。

「前向き」という言葉は私も大好きです。

前向きになると興味があることにチャレンジしたくなりますし、人に会っておしゃべりをしたり、旅行に出かけたくなります。すると、日常生活が活動的になります。

前にもお話ししましたが、どんなにからだが元気でも、気持ちが落ち込んでいると活動量は激減します。すると本当にからだが動かなくなってしまいます。

一方で、気持ちが前向きであれば、若いときほど自由にはからだが動かなくなったとしても、なんとかして動こうとするものです。すると前頭葉の血流がよくなり、さらに気持ちが前向きになります。

歩かないことで生まれる「負の連鎖」ではなく、歩くことで生まれる「正の連鎖」をどんどんつなげていきましょう。

メリット⑦ いいアイデアが出る

最近、大企業などでは歩行しながら会議を行なうことがあるそうです。

なぜなら、歩くことで脳が刺激を受けて、いいアイデアが出る可能性が高いから。

会議室での会議では座っているだけなので、脳の血流も悪くなりますし、眠くなることもあるでしょう。

その点、外での歩きながらの会議なら気分転換にもなりますし、会議室では思いつきもしなかった画期的なアイデアが浮かぶかもしれません。

ビジネス上のアイデアに限らず、歩くことで悩みやトラブルの解決策を思いつくこともあるでしょう。もしくは、くよくよと思い悩むことがばかばかしくなって、気持ちがスッキリするということもあるでしょう。

つまり、歩くだけで、さまざまな「気づき」を得ることができるのです。

脳科学的にも心理学的にも、歩くことはよい作用を及ぼすということなのです。

メリット⑧　旅ができる

移動手段として「歩く」ということを考えてみると、費用がかからず、道具がいらず、ルートも自由に選べて、時刻表も関係なし……これほど素晴らしい移動手段はないと思いませんか？

実際に、歩く行程を自分で考えて、旅を計画することはとても楽しいものです。

時間がなくて旅行に行けないという人でも、地図やガイドブックを見ながら、ここに行くとしたら、この宿に泊まって、宿から歩いてここにとあそこに行こう、といつかのための歩行旅行計画を立ててみてはいかがでしょう。

バスや電車などの交通機関を利用するだけでなく、歩いて現地の空気に触れるのはとても気持ちがいいですよ。そしてそこには必ず出会いや発見があるはずです。

ぜひ歩く旅に挑戦してみましょう。

メリット⑨　自信がつく

姿勢よく、かっこよく歩いてみましょう！

姿勢よく歩いてみると、周囲の人からは自信に満ち溢れた人に見えます。そうすると、たとえ本当は全然自信がなくても、なんだか気分がよくなって、自然と背すじがしゃんとするはずです。

すると、不思議と自信がわいてきたりするものです。

また姿勢を正しくして歩くことで、背骨や椎間板への負担が少ない歩き方になります。

さらに、姿勢をよく保つには背筋や腹筋の力が必要です。逆をいえば、わざわざ筋トレをしなくても、姿勢よくいるだけで、背筋、腹筋が鍛えられるわけです。とはいえ、アスリートのような筋肉がつくわけではありません。ただ骨や関節を支える最低限の筋肉を維持することは可能でしょう。

背筋や腹筋が鍛えられると、腰への負担も軽減しますから、腰痛予防の効果も期待できます。

特に、猫背の自覚がある方は、意識して姿勢を正しくして歩くようにしましょう。

メリット⑩　地域のいいところが見つかる

いつもは自転車や自動車で通りすぎてしまう場所を歩いてはみてはいかがでしょうか？自転車や自動車に乗っているときには気づかなかった、いいところを発見できるかもしれません。

たとえば、小さな花をつける名前も知らない草やいい香りがする花の咲く木、落ち着く喫茶店、雰囲気のある建築物など、心に触れる何かを発見できるかもしれません。

見つからない場合は、無理にでもいいところを見つけることも大切だと思います。人に対してであれ、場所に対してであれ、いいところを見つけようとする気持ちは、心の有りようを明るくしてくれるはずです。

楽しいことが起こるのを待つのではなく、自分から探す、見つける習慣をつけることは、気持ちを若返らせる効果が期待できます。

地域のいいところが見つかったら、地図やノートに書きとめてみましょう。あとで読み返すことでもう一度楽しめますし、「こんな場所にも行った」「あそこにはあんな花が咲いていた」と忘れていたことを思い出すこともできるでしょう。

そして、自分のお気に入りの場所について、友達に話したり、いっしょに出掛けてみたりすれば、さらに楽しみが増えることになります。

メリット⑪ 人生が楽しくなる

いかがでしょう?

歩くということには、こんなにいいことが詰まっています。

私は、歩くことは人生が楽しくなることだと思うのです。

こんなにいいことなのにやらないのはもったいないですよね。歩行は靴があればどこでもできます。お金はいりません。歩いて人生を楽しみませんか?

高齢になっても自分の足で歩いている方は毎日がいきいきしているのではないかと思います。

私の外来にも80代後半、90代の患者さまもいらっしゃいます。そのなかには自分の足で歩いて診察室に入ってこられる方も少なくありません。往々にして、とてもしっかりしていて自分の言葉で病状について詳しくお話しなさいます。

そのような方々とお会いすると、自分の足で一生歩くということ。これはとても大切なことだと思います。

一生自分の足で歩くためには日々の歩行が大切です。

今は便利な世の中になり、バス、車、タクシー、電車、エレベーター、エスカレーターと自分の足で歩かなくても生活できる環境整備がされています。デスクワークがお仕事の方なら、１日のほとんどをイスに座って過ごしているのではないかと思います。

その結果、現代人はどんどん足が弱くなり、骨も弱くなる傾向にあります。

だからこそ、歩くことを積極的に行なう活動、歩活をおすすめしているのです。

１日歩いたぐらいじゃ変化はない、と思うかもしれませんが、積み重なることで効果が出てきます。

さっそく今日から、歩活を日課として生活のなかに取り入れてみてはいかがでしょうか。

暮らしに応じた歩活のススメ

ここからは、ライフスタイルや年齢に応じた歩活の進め方について提案させていただきます。

どんな人でもちょっと工夫するだけで歩活は可能です。私の提案をヒントに、ぜひ歩活を始めていただければ幸いです。

ビジネスマン

会社勤めの方は、職種によってはなかなか歩くタイミングがないという場合があります。デスクワークの方などは、意識して歩く時間をつくる工夫が必要です。ランチの際は、あえて会社から遠い店を選んで歩いてみる。通勤の際は、最寄駅より一駅手前で降りて歩く。また、会社や駅では2～3階分の上り下りはエレベーターを使わず階段を利用するなど、工夫してみましょう。

前にもお話ししましたが、長時間同じ姿勢で座り続けると、エコノミークラスシンドロームを引き起こす危険性があります。特にデスクワークがメインの方は意識して足を動かす必要があると思います。

営業職ならデスクワークにくらべて歩くことが多いと思いますが、車で移動しているという方は、デスクワークの方と同様に歩く時間を見つけることが大事です。

歩活も毎日の積み重ねが大切です。

意識的に歩く習慣をつけると、体調の変化に気づくはず。少々太り気味だった人は減量効果が期待できますし、股関節をしっかり動かして歩くことで便通の改善も期待できます。

体調の変化を楽しみながら歩活を続けてみてはいかがでしょう。

主婦

子育て中のお母さんなら、お子さんといっしょに歩きましょう。

小さなお子さんを育てている間は、お母さんは立ったり座ったり、走って追いかけたりと足腰を動かすことは多いと思います。それに加えて、外を子どもと歩くということは、お母さんにとっては気分転換になりますし、お子さんにとってもよい刺激になります。

余談ですが、よちよち歩きであっても、お子さんが歩けるようになったなら、できるだけ自分の足で歩かせることが大事です。歩く喜びを知ってもらえますし、子どもであっても歩くことで全身の血流がよくなります。また五感を刺激するので、脳の発達にもよいという説があります。

ただし、車の通りが多い道などでは飛び出したりしないように気をつけてください。

子育てが一段落した方であれば、意識的に歩く時間を設ける必要があります。なぜなら、主婦の方は、家事が忙しいと歩行はあと回しにしがちだからです。

家事の合間の決まった時間にウォーキングをする、または買い物は必ず歩いて行くなど、歩くことを意識的にすることが大事です。一日のうちにこの時間は必ず歩く、という習慣づけをすることをおすすめします。

特に閉経前後の女性は女性ホルモンの分泌量が減少するため、骨密度の低下が起こりやすくなります。できるだけ、若いときから歩く習慣をつけ、筋肉量と骨量の維持を心がけることがとても大切です。

高齢者の場合（65歳以上）

高齢者の方で、認知症やそのほかの体調不良などがない場合は、積極的に歩きましょう。可能であれば、ひとりではなく、友達や家族などと複数で歩くことをおすすめします。

というのは、万が一体調が悪くなることもあるからです。そんなときにそばに誰かがいてくれればすみやかな対処が可能となります。

なによりも、友達や家族と歩けば、景色を見ながら会話もできますし、楽しみが広がるからです。そして、誘い合うことで習慣化しやすくなるというメリットもあります。

歩く場所は、ご近所の歩き慣れたコースがいいでしょう。広い公園があれば、自動車や自転車のことを気にせずに歩けるのでさらにいいですね。

ただし、夜間などに歩行する場合は、車のライトに反射する反射板をつけるか、目立つ色の服装をするようにして、バイクや自動車にはっきりとわかるように注意しましょう。

認知症がある場合

最後に認知症について少しお話しします。

認知症は今現在、老後の最大の不安とされています。最近は認知症の方がひとりで外出し、自宅に戻れなくなり迷子になったり、または事故にあったりしたという報道を耳にします。

認知症患者は近年増加傾向にあるといわれています。

内閣府調べによると、わが国における認知症患者数は、２０１２年では４６２万人で65歳以上の高齢者の七人にひとり（有病率15・０％）でしたが、２０２５年には約７００万人、五人にひとりになると見込まれています。

認知症とは特定の病気を示すものではなく、さまざまな病気により発症する病状のことです。脳になんらかの異常を認め、一度身についた言語や記憶などの複数の認知した機能が障害されてしまい、その障害された状態が継続し、結果、社会生活活動に支障を来した状態といわれています。

認知症の原因としては、アルツハイマーなどに代表される脳自体の病気だけでなく、脳出血、脳梗塞などの脳血管障害や、けがなどの頭部外傷、感染症などの病気も原因になります。またその他に糖尿病や肝臓病などの内臓疾患や、薬物、アルコールなども認知症の原因になり得るとされています。

認知症の症状は、一般的には緩やかに発生し、徐々に進行します。

はじめは、記憶障害や行動機能の障害などが起こります。複雑なことや仕事ができなくなるなどの症状です。進行すると、場所や時間がわからなくなったり、徘徊《はいかい》や異常行動が始まり、日常生活が困難となります。さらに進行すると、家族の名前や顔がわからず、会話も成り立たず、コミュニケーションが困難となります。

ところが、ある調査によると、歩くことには認知症の予防や進行を抑える効果があることがわかっています。

見慣れた景色を眺めながら歩いたり、懐かしい場所などを歩いたりすることで脳を活性化する効果があるというのです。

しかし、認知症の方がひとりで歩活をするのは大変危険です。帰り道がわからなくなるなどのトラブルの危険性もありますし、最悪の場合は交通事故にあうケースも考えられます。

かならず家族や付き添いの方といっしょに外出することが大切です。

規則正しい生活＋歩活が大事

私たちの一日は、朝起きることから始まります。

しっかり睡眠をとり、朝決まった時間に起きることで、規則正しい生活を送ることができます。

歩活にとって、規則正しく日常生活を送ることはとても大切です。

日常的にからだを動かし、１日３回バランスの取れた食事をすることで、骨や筋肉を維持することができます。また、からだの痛みや、動かしにくさなど、ちょっとした変化にも早めに気がつくことができるでしょう。

そして、規則正しい生活を送れていれば、毎日の習慣として歩活のための時間をつくることもできるでしょう。

ですから、まずは日常生活を規則正しく過ごすことが大切だと思います。

仕事がある方で、平日はどうしても不規則になってしまうという場合は、せめて休みの日は、起きてから寝るまでの予定を立て、規則正しく過ごしてみてはいかがでしょう。

禅の教えでは一生懸命に一日一日を精一杯生活することが大切だとされています。

最近では、一泊二日などで、お寺に宿泊して体験をすることが人気となっています。外国の方にも人気のようで、日本人だけでなく、外国の旅行者も数多く参加されているようです。

その日、一日をしっかり生きる!!

ビジネスマンなら、仕事の日と休みの日を分けて考えるのもいいかと思います。

掃除は最高の歩活になる

仕事がある方で、毎朝自宅を掃除してから出勤している方は少ないでしょう。

しかし、帰宅したときに部屋が整理整頓されていたら、とても気持ちがよくなるのではないでしょうか。掃除にはそのように心も気持ちよくなるという効果があります。

「掃除と歩活は関係ないのでは？」と思われるかもしれませんが、実は、家庭内での転倒を防ぐには、整理整頓はとても大切なのです。

たとえば、足の踏み場もないほど散らかっている部屋では、歩くこともままなりません。もちろん、何かにつまずいて転倒したり、床に置きっぱなしの雑誌や新聞などの上に足を乗せてしまいすべってしまう危険性もあります。

特に注意が必要なのが、夜中のトイレです。寝ぼけ眼で、暗闇のなか、手さぐりでトイレに行こうとして転倒するケースはとても多いのです。

前項で、高齢者は慣れていてる場所、自宅などで転倒する割合が大きいというお話をさせていただきましたが、だからこそ、高齢者にとって部屋の掃除はとても重要になってくるのです。掃除をすることで、自宅内での転倒する可能性を少しでも減らすことができます。

つまり、自分で転倒するリスクをマネージメントするということなのです。

もちろん掃除には、転倒防止以外にもさまざまなメリットがあります。

私がここでいうまでもありませんが、掃除のメリットを私なりにまとめてみました。

①気持ちよくなり、精神的に安定する。
②物の場所を把握できる。探す時間がなくなり、時間の無駄使いがなくなる。
③自宅での転倒を予防できるので、転倒による骨折の危険性を減らせる。
④健康的に過ごすことができる。

家事は身近な筋力トレーニング

掃除にはからだを鍛える効果もあります。

たとえば、部屋の掃除をすることをイメージして下さい。

掃除機で掃除をするとき、掃除機を片手に持ちながら、もう片方の手でホースを持つと、上半身の筋力を使うことになります。

ほうきを使用している方は、ほうきを持って動かすことで、上半身を使います。

また雑巾を使って床の拭き掃除をすると、腕の筋肉だけでなく、背筋、腹筋も鍛えられます。窓拭きも腕の筋肉を使用しますし、足の曲げ伸ばしをプラスして全身で拭くと、下半身強化も期待できます。

掃除をするときに、「今、上半身を使っている」と意識することで、筋肉も意識し、筋力トレーニングに効果があるといわれています。何も意識せずに、からだを動かすより効果があるのです。

掃除以外の家事も同様です。

布団などを干す、洗濯物を干す行為は全身を使います。

ただし、何枚かの布団を干すときに、一気に持ち上げると腰に負担がかかるために、何回かに分けて持つようにしましょう。

同様に重い物を移動させる場合や持ち上げる場合には中腰は避けるべきです。中腰は腰の椎間板への負担が大きく、痛める危険性があります。その場合は腰を落として、膝を伸ばして、下半身の力で持ち上げるようにすると、腰の負担が軽減します。ちょうどスクワット運動の要領です。

すでに腰を悪くしている方なら、コルセットを使用するのも腰への負担を少なくする効果があると考えます。

重い物を持たなくても、繰り返しの動作で腰に負担がかかる場合もあります。

たとえば、洗濯かごのなかから洗濯物をとって、物干しざおに干す場合も、洗濯物ひとつひとつは重くなくても、回数を重ねることで、腰に無理がきてしまうのです。

からだを鍛えるための家事で、からだを痛めてしまっては本末転倒ですから、注意することも忘れないでください。

このように、歩活とは無縁に思われる掃除などの家事であっても、意識的にしっかり行なうことで、からだを鍛え、歩行を支えることになります。

大事なことは、意識的にしっかりと日常生活を送ることなのです。

歩活を続ける習慣をつくろう

私の好きな言葉に、

『心が変われば、態度が変わる。態度が変われば、行動が変わる。行動が変われば、習慣が変わる。習慣が変われば人格が変わる。人格が変われば、運命が変わる。運命が変われば人生が変わる』

というヒンズー教の教えがあります。

「心が変わる」、つまり、意識が変わること。

日々の意識の変化が、その人の行動を変え、その人の行動が変われば、習慣が変わり、最終的には人生が変わるということです。

すぐに行動や習慣を変えるのは大変ですが、少しずつ意識をよい方向へ向け、行動を少しずつ変更させることで、習慣もついてくるのではないでしょうか。その習慣づけによって、人生までよい方向へ変えられたなら、とても素晴らしいことだと思います。

とはいえ、転倒防止、骨折防止のために意識的に動き、歩活をするということも、継続することは難しいかとは思います。

そこで、歩活を継続させる方法、モチベーションを保つ方法などについてお話をさせていただきたいと思います。

心を変える

まずは心を変える、つまり意識を変えることがとても大切となってきます。

ここまでお話ししてきたことで、骨折しないように骨を強くする必要があること、そのためには歩活をしたほうがいいということはご理解いただけたと思います。

しかし、骨折しないように歩活するのが最終目的ではなく、みなさんがいきいきと人生を謳歌していただくのが最終目的です。そのための日々の歩活なのです。

この、「いきいきと人生を謳歌するため」ということが、心を変える、意識を変えるきっかけになるのではないでしょうか。そして骨折をすると痛みで動けなくなる。そうならないためにも日々歩活をしようと心を変えてみてはいかがでしょうか。

行動を変える

次に態度、行動を変えることです。

つまり、自分の生活のなかに歩活を取り入れようとすること。実際に行なうのです。

まずは強制的に自分の時間のなかに歩活を取り入れてみましょう。

すでに退職されて時間に余裕がある場合は、午前中や夕方の過ごしやすい時間帯に30分程度歩活するのはいかがでしょうか。

楽しみをプラスする

さらにモチベーションを保つために、楽しみをつくることも継続のコツです。

歩活ノートをつくったり、友だちと誘い合わせて歩活するなど、プラスの楽しみは継続をあと押ししてくれる要素になるものです。

①歩活ノートをつくる

歩活ノートに、その日の歩活の様子や見聞きしたことなどを書き込んでいくと、自分でも楽しくなってきます。１冊すべてに歩活した記録が達成できたら、そのノートは自分の日記にもなり、手放せなくなる大切なノートになります。

歩行した日時、場所、気温、天気、服装、歩行距離などを書くと自分が少しずつ成長していることがわかるのではないでしょうか。またそのときの気分なども記入しておけば、心の変化もあとで見なおすことができます。

また歩くときに友達になるのが万歩計です。万歩計の記録も日々記入することで、自分の成長具合を確認でき、それがやる気にもつながります。

また歩活のなかで地域の面白い場所や季節の移り変わりがわかる場所などを書き込むことも楽しみの一つとなってきます。私たちの暮らす日本は四季を感じることができます。特に春の桜や秋の紅葉のきれいな場所を見つけると、なんだかご褒美をもらったような気持ちになるものです。

それとともに地域のいい場所を知る、発見するのはとても面白いものです。美味しそうなコーヒー店や食事ができる場所などを見つけたり、歩いたことのない小さな路地を見つけたり。そんな発見を書き込むことで、歩活ノートが自分だけの秘密の地図にもなります。ぜひ、みなさんも自分だけの歩活ノートをつくってみてはいかがでしょうか。

②服装や靴でおしゃれを

その他、歩活を継続するものとして新しく衣服や靴を購入するのもいいでしょう。スポーツ専門店などに足を運ぶと、おしゃれなランニングウェアや、運動靴が数多く揃っています。歩く際の服装にもこだわってみると、歩く楽しみが出てくるものです。

とはいえ、機能性を重視することも忘れてはいけません。

靴は靴底が厚く、しっかりクッション性のあるものなら膝への負担が軽減されます。また、この機に足のサイズを測りなおすのもいいかと思います。サイズが合った靴を履くことは、歩活の大事なポイントです。

靴の色は、目立つ色のほうが安全です。反射板の機能がついた靴などがあればなおよいかと思います。

服装は通気性がよく、汗などを吸収する素材がいいでしょう。色みは、黒などの夜間目立ちにくい色よりも、目立つ色のほうが自動車、自転車などから見てもわかりやすいので安全です。自動車はとっさには止まれないために、遠い距離からでも人が歩いていることに気づいてもらう必要があります。そのためにも自分を目立たせておくことは大切です。特に夜間の歩行の際は、腕などに巻いて装着する反射板をつけるとより安心です。反射板がなければ、ライトを装着して歩行するのも一つの手段です。

③ 歩活ルートを変えてみる

毎回の歩活ルートも変更するのも楽しいものです。

毎回同じルートではマンネリ化して飽きてくるものです。ですから、いくつかのルートをつくり、気分や時間に合わせて変更してみてはいかがでしょう。

たとえば、歩活の気分が乗らない場合や時間がない場合は、短いコース。今日は気分もいいし、時間もたっぷりあるし、天気もよいという日は、長めのコースというように、いくつかのコースをつくっておくのです。

または、気分がよい日は新しいコースをつくるために歩くのもいいでしょう。

体力に余力があればコースのなかに少し早く歩く部分も取り入れてもいいかと思います。

少し早歩きを入れると、体力や心肺機能の向上が期待できます。

たとえば、雨が降っている場合や雪が降っている場合は、スポーツジムでの歩行やランニングマシーンで歩活もすることが可能でしょう。

このようにコースや場所、歩き方など変化をつけてみるのも継続のコツです。

続かなくても自分を責めない

実際に行動にするときに注意したいのは、無理な予定にしない、ストレスにならないようにすることでしょう。

また、継続できなかったときに、「自分はだめだ」、「意志が弱い」などと思わないことです。誰だって、初めて行なうことが長続きしないことは当たり前だと思ってください。気軽に歩活を進めて行くことが長続きさせるポイントだと思います。

また毎日歩活するのは大変なので、3日に1回や2日に1回という程度から始めるのもいいと思います。そこから慣れてきたら1日ずつ増やしていけばいいのです。

いきいきとした老後を送るには

この本では私が日常診療をしている運動器、整形外科領域を中心に、歩くことの大切さについてお話しさせていただきました。

この本によって、歩くことや体の機能などに少しでも興味を持っていただけたとしたら、同じ領域の医療、健康などについての本や、まったく別の分野の本を読んでみるのも面白いと思います。

人間の基本的な知りたいという気持ち、好奇心は、行動を呼びます。歩活もそのひとつなのです。

健康に関するものなら数多くの本が出ています。まずは自分が興味を持っている分野から読む、勉強するというのがいちばん長続きするのではないでしょうか。

また読んだ内容のなかで、自分が納得してこれはよいと思ったことは実行してみるということも大切です。

これはからだにいい、健康によさそうだと思ったことを頭で理解しても行動に移す人は少ないものです。「わかってはいるのだけど、なかなかやれないね」といっているのを、よく耳にするでしょう。

しかし、行動が変われば、最終的に人生が変わります。自分にとってよいと思うことはどんどん取り入れていくことが大切だと思います。

学ぶことで心も柔軟になれる

私自身、まだまだ知らない分野が多く、勉強と成長の過程にあります。

その根源となる気持ちは、「無知の知」というソクラテスの考えです。これは「自分が無知であることを知ることから学びは始まる」という意味です。

この言葉は私の学びへのモチベーションとなっています。そして、つくづくと、人間は一生、何かに興味を持ち続けることができる生き物なのだと思います。

何に対しても興味を持つことはとても大切だと思いますが、まずは自分の好きな分野の一つを追求することがポイントとなるのではないかと思っています。

その一つの分野を探求することで、そのことを深く知ることができます。

その理解は、ひとつの核となります。

すると、その核となる分野に関連した分野にも興味を持つようになるでしょう。そして、どんどん理解した分野の幅が広がります。

幅が広がれば、最初に興味を持った分野についての見方、考え方が、一方向からだけではない幅の広さを持つようになるでしょう。

これは物事を深く理解するために、とても重要な考え方だと思います。

まずひとつの分野でそういう物の見方ができるようになれば、他の分野を学ぶときにも同じように学ぶことができると思います。やがて、さまざまなことで多面的にとらえることができ、柔軟な物の見方ができるようになるのではないかと思うのです。

「歩活」をすすめる本で、なぜこのようなことをお話しするかというと、知識を持たずに何かを実践するより、なぜこれがよいのか、これを続ければどんなメリットがあるのかを理解して行なうほうがはるかに身につきやすいと思うからです。

学ぶこと、知ることは心を柔軟にし、視野を広げます。

そして知ることで、なんとなく感じていた不安や抵抗感をなくすことができます。知ることは、新たなことへ挑戦するときに乗り越えなければならないハードルを低くしてくれるのです。

今回は歩活について学んでいただけましたので、次は同じような歩行や骨粗しょう症についての分野の本を読めば、さらに理解が深まり、不安感は薄らぐでしょうし、今自分が取り組まなければならないことが見えてくるはずです。

さらに余力のある方は他の部分にも知識のアンテナをのばしてみてはいかがでしょう。たとえば、血圧であったり、糖尿病であったり。アンチエイジングでもいいでしょう。

さまざまな分野の知識が明るく若々しい老後を彩ってくれる

知識を求める分野は、健康だけにとどまりません。音楽、スポーツ、歴史、車、ファッション、旅行、ダイエット、ゲーム、おもちゃ、料理などなど、興味のある分野を勉強することで新たな知識の核ができます。どんなことを学ぶにしても　多少なりとも興味を抱いているものでなければ、学ぶ面白さは感じられないでしょう。

「面白い」と感じるから人はもっと知りたくなり、追求し続けるのではないでしょうか。このようにこの本で紹介した分野以外の勉強をすることで、また違う分野のことを知っていただき、教養の幅を広げていただければとてもうれしく思います。

歩活はいきいきとした老後を送るための、対策のひとつです。

前項で紹介した、日本転倒予防学会理事長である武藤芳照教授の言葉に、転倒を予防するということは、「その過程で培われたからだ能力と自信、希望によりひとりひとりの高齢者の健康と幸福、自己実現にまで結びつけることであります」というものがありました。

歩活も、何かに興味を持って学ぶことも、これからの人生を明るく彩るための対策なのです。

老化によって起こったさまざまな不具合や不調を、諦めてしまうのではなく、少しでも改善し、その先の時間をもっとよいものにしていただきたいと思います。

この本で、ひとりでも多くの方々が前向きな気持ちになっていただくことを切に願っております。

おわりに

本著、『歩活のススメ』を最後まで読んでいただき、誠にありがとうございました。

私は日々日常診療をしているなかで、骨折を起こした患者さんを治療しています。

骨折の治療をすればそれ以上骨折を起こさないということはなく、一度骨折を起こした患者さんのほうが次の骨折を起こす確率が高くなります。

このような結果がすでに報告されているのです。一度骨折を起こした患者さんが二度と次の骨折を起こさないようにしなければならないという強い思いの上で、その思いをどのように沢山の方々に伝えることができるのかを以前から考えていました。

その答えがこの書籍を出すという考えに至りました。

この強い思いを実現してくださった、風土文化社の湯川様、編集を担当していただいた大迫様に感謝の思いをこの場を借りて伝えたいと思います。どうもありがとうございました。

この書籍が多くの方々に読んでいただけることを願っています。そのことによって、ひとりでも多くの方が骨折を起こすことなく、日々いきいきと過ごしていただければと思います。

また骨折を起こしたとしても、次の骨折を起こさないために、何ができるのかを学んでいただければと思います。

私たちの暮らす日本はますます高齢の方が増え、そのために骨折を繰り返すという状態に陥る可能性があります。今、若い方であっても将来の自分のために、日々できることをこの本を通じて、知っていただければ大変嬉しく思います。

この本のタイトルどおり、まずは歩くこと、歩活から始めてみてはいかがでしょうか。

みなさんの将来がますますいきいきしたものとなることを祈願しております。

平成29年9月

金村《かなむら》　卓《まさし》

金村卓（かなむら・まさし）
1980年生まれ。京都府出身。
整形外科専門医。専門は関節外科（股関節、膝関節）、外傷（骨折治療）、骨粗しょう症。日々、整形外科診療にて骨折治療を担当する。そのなかで特に高齢者における骨折では歩けなくなる、活動性がかなり低下することを危惧している。高齢者の割合が非常に高くなる世のなかで、生涯にわたりいかに自分の足で歩くことが大切であるかを痛感する。そのことを広く知っていただくために書籍の必要性を感じ、今回の執筆に至る。

〈参考・引用文献〉

○『骨粗鬆症の予防と治療ガイドライン2015年度版』、
『骨粗鬆症の予防と治療ガイドライン2017年度版』（骨粗鬆症学会）
○『ロコモパンフレット2015 年度版』（日本整形外科学会）
○『歩くとなぜいいか?』（大島清著、PHP文庫）
○『骨粗鬆症治療薬の選択と使用法』（萩野浩編集、南江堂）
○『医療介護スタッフのための高齢者の転倒・骨折予防』（萩野浩編集、医療ジャーナル社）
○『転倒予防のためのバランス運動の理論と実際』
（竹島伸生　マイケル・ロジャース編集、Michael E. Rogers原著、ナップ）
○『ベッドサイドの高齢者運動器の診かた』（中村耕三編集、南山堂）
○ネスレ栄養科学会議「2012　食と生命のサイエンスフォーラム　筋肉の衰えと加齢」　基調講演「高齢者の転倒・骨折・介護予防」（東京大学名誉教授／日本転倒予防学会理事長　武藤芳照）より一部引用

一生自分の足で歩こう!

歩活《ほかつ》のススメ

2017年10月1日　初版第1刷発行

著　　者　金村卓
編集制作　株式会社 風土文化社
発 行 者　深澤哲也
発 行 所　株式会社 メトロポリタンプレス
〒173-0004　東京都板橋区板橋 3-2-1
TEL.03-5943-6430　FAX.03-3962-7115
http://www.metpress.co.jp
印刷・製本　株式会社ティーケー出版印刷

ISBN978-4-907870-40-9　C2077